Mein Kind im 2.-7. Lebensjahr

von Dr. med. Christof Metzler

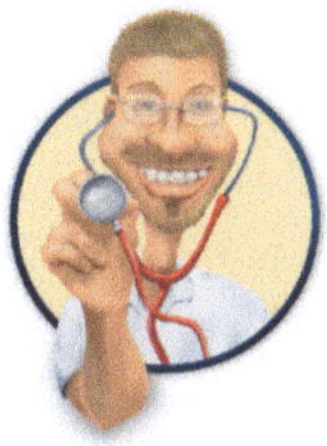

Mein Kind im 2.-7. Lebensjahr

Was Eltern im 2.-7. Lebensjahr ihres Kindes wissen sollten

Erfahrungen aus der Kinderarzt-Sprechstunde
von Dr. med. Christof Metzler,
Kinder- und Jugendarzt

Stand: Juli 2016

Satz und Gestaltung: Barbara Metzler, Langenargen

Quellennachweis:
Titelbild: © Can Stock Photo Inc. / michaeljung
S. 22: © Can Stock Photo Inc. / lucidwaters
S. 34: © Can Stock Photo Inc. / rob3000
S. 44: © Can Stock Photo Inc. / Madhourse
S. 50: © Can Stock Photo Inc. / Vichnija
S. 63: © Can Stock Photo Inc. / Christin Lola
S. 68: © Can Stock Photo Inc. / marcelmooij
S. 76: © Can Stock Photo Inc. / geotrac

Inhaltsverzeichnis

Vorwort

„Kinder sind keine kleinen Erwachsenen“ - diese Erfahrung mache ich tagtäglich in meiner kinderärztlichen Sprechstunde und natürlich machen diese Erfahrung erst Recht die Eltern.

Der größte Anteil meiner täglichen Patienten besteht aus den Kindern zwischen dem ersten und siebten Lebensjahr, offensichtlich weil in diesem Alter wohl die meisten Probleme auftauchen. Aus diesem meinem Sprechstundenerfahrungsschatz möchte ich in diesem Ratgeber erzählen und zwar nach dem Motto: das Häufige ist häufig.

Natürlich kann und will ich damit nicht ein Lehrbuch ersetzen, aber ich denke, dass es sinnvoll ist, Ihnen, den wissbegierigen Eltern, vor allem davon zu erzählen, was erstens häufig vorkommt und zweitens in diesem Alter besonders typisch ist. Da Kinder, wie anfangs erwähnt, keine kleinen Erwachsenen sind, tun sich Eltern gerade bei ihrem ersten Kind in deren Einschätzung und Beurteilung besonders schwer.

Meine Absicht ist es, die wichtigsten und häufigsten Themen und Probleme anzusprechen, um die Eltern in die Lage zu versetzen, diese erstens besser zu verstehen, und zweitens mit ihnen besser umgehen zu können. So werde ich im ersten Teil jeweils kurz auf die Vorsorgeuntersuchungen U7 bis U9 eingehen und im zweiten Teil auf die Kleinkind-typischen Problemthemen.

Noch ein Hinweis: Wenn ich vom Kinderarzt schreibe, meine ich selbstverständlich damit auch automatisch meine Kollegin, die Kinderärztin.

Die Vorsorgeuntersuchungen U7-U9

U7

Bis zur ***U7,*** also der Vorsorgeuntersuchung anlässlich des ***zweiten Geburtstages,*** sind normalerweise die Grundimmunisierungen der empfohlenen Schutzimpfungen bereits durchgeführt, beziehungsweise werden bei dieser Untersuchung abgeschlossen. Neben der üblichen kompletten körperlichen Untersuchung werden der ***allgemeine Entwicklungsstand,*** insbesondere die ***motorischen Fertigkeiten*** sowie die ***Sprache*** überprüft.

Die Untersuchung durch mich gestaltet sich meist ziemlich schwierig, da Zweijährige in der Regel keine große Lust haben sich untersuchen zu lassen. Deshalb sind für mich als Kinderarzt die Beobachtungen der Eltern in dieser Zeit von großer Wichtigkeit. Mit zwei Jahren sollte ein Kind einen Sprachwortschatz von mindestens 40-50 Wörtern haben und Zwei-Wort-Sätze bilden können. Treppensteigen mit einer Hand am Geländer oder an der Hand einer Begleitung sollte möglich sein und auf dem Spielplatz sollte es schon reges Interesse an den Spielgeräten zeigen.

Die Eltern von ***Jungen*** werden von mir bei dieser Untersuchung darauf hingewiesen, dass ab jetzt die Vorhaut regelmäßig beim wöchentlichen

Baden (soweit schmerzfrei möglich!) zurückgestreift und einfach mit dem Waschlappen gereinigt werden muss. Sollte die Vorhaut nicht rückstreifbar sein und bildet sich beim Wasserlassen eine deutlich sichtbare Ballonierung der Vorhaut, so muss dieser Befund kurzfristig kontrolliert werden. Durch eine spezielle Salbenbehandlung kann manchmal erreicht werden, dass die Vorhaut rückstreifbar wird. Ist dies aber weiterhin nicht möglich, drohen schmerzhafte Vorhautentzündungen. In diesen Fällen ist dann meist eine Beschneidung, also eine operative Entfernung der Vorhaut, unumgänglich.

Von der echten ***Vorhautverengung,*** die auch ***Phimose*** genannt wird, abzugrenzen ist der normale Befund einer ***Vorhautverklebung,*** d. h. eine Verklebung der Vorhaut mit der Eichel. Diese Verklebung löst sich im Laufe der Zeit bis zur Pubertät von alleine, insbesondere durch das regelmäßige Zurückschieben der Vorhaut bei der Reinigung beim Baden oder Duschen.

Bei ***Mädchen*** wird bei der Genitaluntersuchung nachgeschaut, ob eine ***Verklebung der Schamlippen*** vorliegt. Sie kann manchmal so stark ausgeprägt sein, dass sie den Abfluss des Urins behindert. In diesem Fall kann durch das Auftragen einer östrogenhaltigen Salbe die Verklebung einfach gelöst werden.

Am Ende der Vorsorgeuntersuchung spreche ich gerne noch über ein wichtiges Thema des kommenden Jahres: die Sauberkeitserziehung. Ich werde darauf im zweiten Teil gesondert eingehen.

U7a

Bei der Untersuchung ***U7a*** anlässlich des ***dritten Geburtstages*** ist es meist schon möglich, einen Seh- und Hörtest durchführen zu können. Diese U7a dient auch als so genannte ***Kindergarten-Untersuchung,*** die zum Besuch eines Kindergartens erforderlich ist.

U8

Mit ***vier Jahren*** erfolgen bei der ***U8*** neben der ***umfassenden körperlichen Untersuchung*** sowie dem obligatorischen ***Seh- und Hörtest,*** die ***Blutdruckmessung*** und eine ***Urinuntersuchung.*** Es sollen verschiedene Formen nachgezeichnet werden können und die Sprache wird auf ihren Entwicklungsstand hin überprüft. Oft gibt es noch Probleme mit dem G und K sowie dem S und dem SCH. Meist ist zu diesem Zeitpunkt deshalb noch keine speziellere Therapie erforderlich außer dem entsprechenden Hinweis an die Eltern, sich ihrer Vorbildfunktion bewusst zu sein, ihrem Kind vorzulesen, mit ihm zu singen und Reime zu sprechen. Es muss jedoch immer im Einzelfall entschieden werden, ob eine logopädische Therapie eventuell sinnvoll ist, insbesondere, wenn mehrere Sprachprobleme und funktionelle Störungen der Zungen- und Mundmuskulatur vorliegen.

U9

Anlässlich des ***fünften Geburtstages*** werden bei der ***U9*** die Untersuchungen der U8, teilweise noch etwas differenzierter, wiederholt. Jetzt sollte die Sprache weitgehend fehlerfrei, die Stifthaltung korrekt, einbeiniges Hüpfen und längeres Balancieren möglich und das Kind tagsüber sicher trocken sein.

Häufige Infekte

War der Säugling im ersten Lebensjahr zunächst einmal vor allem damit beschäftigt, im wahrsten Sinne des Wortes auf die Beine zu kommen, so wird er sich in der Zeit nach dem ersten Geburtstag als Kleinkind mehr und mehr mit seiner Umwelt und vor allem mit seinen Mitmenschen auseinandersetzen.

Dabei ist wichtig zu wissen, dass insbesondere sein Immunsystem sich ebenfalls in der Lernphase befindet und quasi bei null anfängt. Das ist nämlich die Erklärung dafür, dass Kleinkinder allgemein grundsätzlich häufiger krank sind als Erwachsene. Für Eltern ist es oft schwer zu akzeptieren, dass ihre Kinder insbesondere im ersten Jahr in der Kindertagesstätte oder im Kindergarten so häufig krank sind. 10-12 Erkrankungen im Jahr sind als normal anzusehen und wenn man davon ausgeht, dass die Sommerzeit weit gehend infektfrei verläuft, so ist es eben nicht außergewöhnlich, dass Kinder in der infektbeladenen Winterszeit im Schnitt alle 2-4 Wochen krank sind.

10-12 Infekte pro Jahr sind für KiTa/KiGa-Kinder normal

„Ob ich dem Kind nicht etwas für sein Immunsystem verschreiben könnte", darum werde ich recht häufig gebeten, weil die Eltern glauben, es käme von einem schwachen Immunsystem, dass ihr Kind ständig krank sei. Ich erkläre dann, dass zum Beispiel häufig wiederkehrende Schnupfen- und Husteninfekte nicht durch ein schwaches Immunsystem bedingt sind, sondern nur ein Zeichen dafür sind, dass es sich mit einem für ihn jeweils neuen Krankheitserreger auseinandersetzt. Dabei werden entsprechende Antikörper gebildet, die bei einem späteren Kontakt mit diesem Krankheitserreger meist verhindern, dass die Erkrankung erneut zum Ausbruch kommt. So ist bekannt, dass erst etwa im Alter von zehn Jahren normale, gesunde Kinder die gleiche Abwehrkraft haben wie Erwachsene. Bis dahin müssen sie sich aber mit einer Vielzahl von den alltäglichen Krankheitserregern auseinandergesetzt haben – was die häufigen Infekte in den ersten Lebensjahren erklärt.

Ein wirklich schwaches Immunsystem erkennt man daran, dass Menschen häufige schwere Infektionen haben, und zwar oft auch an verschiedenen Organsystemen, also zum Beispiel mehrere Lungenentzündungen, Mittelohrentzündungen, Harnwegsinfekte, eitrige Hautinfektionen usw. In solchen Fällen ist es in der Regel notwendig, Blutuntersuchungen zum Nachweis eines Immunsystemproblems durchzuführen.

Nun könnte man natürlich die häufigen Infekte bei einem Kind dadurch verhindern, dass man es einfach nicht mit anderen Kindern zusammenbringt, aber das würde das Phänomen dieser Auseinandersetzungen nur auf später verschieben. Also z. B. von der Kindergarten- in die Schulzeit – was sicherlich deutlich ungünstiger wäre…

Zu erwähnen ist an dieser Stelle natürlich auch, dass jedes Kind diese häufigen Infekte auf verschiedene Weise ausbrütet: so hat das eine zwar einen Schnupfen nach dem anderen, ist dadurch aber kaum beeinträchtigt. Das andere hat neben dem Schnupfen jedes Mal einen quälenden Husten, der es nachts schlecht schlafen und es deshalb tagsüber deutlich kränker erscheinen lässt. Nicht unerwähnt bleiben darf in diesem Zusammenhang natürlich auch die Abhängigkeit davon, wie das Kind aufwächst – ist es zum Beispiel viel an der frischen Luft (Stichwort: Abhärtung), ernährt es sich ausgewogen, wird zuhause geraucht, usw.

Fieber

„Herr Doktor, mein Kind hat 39,9 °C Fieber, ich habe schon ein Fiebermittel gegeben, was soll ich jetzt noch tun?" So oder ähnlich lautet der häufigste Anruf, der mich außerhalb der Sprechstundenzeiten erreicht. Auf meine Frage, was das Kind denn sonst noch habe, bekomme ich oft die etwas verdutzte Antwort: „Wieso, reicht das denn nicht, dass das Kind so hohes Fieber hat?"

Fieber ist erst ab 42 °C richtig gefährlich!

Tatsächlich ist die Angst vor dem hohen Fieber mit das größte Problem ganz vieler Eltern. Ich verbringe in meiner Sprechstunde viel Zeit damit, zu erklären, dass das Fieber erst ab 42 °C und nicht ab 40 °C für den Körper wirklich konkret gefährlich ist. Bei 42 °C beginnen die Eiweiße im Blut zu gerinnen, was mit dem Leben nicht zu vereinbaren ist. Hohes Fieber bis 41,9 °C jedoch ist eine individuelle, mehr oder weniger große Belastung für den betroffenen Patienten. So betreue ich bisweilen Patienten, die trotz 40 °C Fieber scheinbar unbeeinträchtigt spielen und nicht wirklich krank erscheinen. Demgegenüber gibt es Patienten, die sich selbst bei nur geringem Fieber von 38,5 °C schon sehr krank fühlen. Ich will also damit sagen, dass das Fieber eine ureigene, individuelle Reaktion des menschlichen Körpers ist. Sie kommt bei dem einen schnell, häufig und mit hoher Temperatur, beim anderen eher selten und mit niedrigerer Temperatur vor, natürlich auch immer abhängig von der jeweiligen Ursache.

Mit Fieber, d. h. einer Temperatur über 38 °C, reagieren wir Menschen meistens auf eine Infektion durch einen Krankheitserreger. Denn erst durch die Erhöhung der Körpertemperatur können bestimmte Abwehrprozesse des Immunsystems ablaufen, die den Krankheitsverlauf positiv beeinflussen. Das heißt, es ist meiner Meinung nach deshalb nicht sinnvoll, Fieber nur aus Angst vor der hohen Temperatur zu senken.

Ja, manchmal sind Kinder nach der Gabe eines Fiebermittels wie aufgedreht und springen herum, weil sie sich gesund fühlen - was sie aber gar nicht sollten, denn ein fiebernder Körper braucht vor allem Schonung und Ruhe.

Maßnahmen gegen das Fieber, seien es Fieberzäpfchen, Fiebersäfte oder Wadenwickel, sind meiner Meinung nach eigentlich nur dann erforderlich, wenn der Patient unter dem Fieber leidet, das heißt, wenn er Schmerzen hat, zum Schlafen keine Ruhe findet oder keine Flüssigkeit mehr zu sich nimmt.

Apropos ***Wadenwickel:*** Sie sollen nur bei heißen Beinen angewendet werden. Dabei werden feucht-lauwarme Stoffwindeln oder Handtücher um die Unterschenkel gewickelt und von trockenen Tüchern umgeben. Diese Wadenwickel können bei Bedarf alle 20-30 min. neu angelegt werden und dies führt oft zu einer ausreichenden Besserung der Beschwerden, sodass auf Medikamente verzichtet werden kann. Wadenwickel werden jedoch nicht von allen Kindern toleriert und bedeuten einen erheblichen Pflegeaufwand, weshalb meist lieber zu Fiebermitteln gegriffen wird…

Es ist wichtig zu wissen, dass alle Fieber senkenden Medikamente grundsätzlich nur eine begrenzte Zeit wirken, meist nur wenige Stunden (d. h. in der Regel zwei bis vier, max. fünf Stunden). Deshalb müssten sie, wenn man das Fieber ständig niedrig halten wollte oder wenn es dem Patienten anhaltend schlecht geht, immer wieder aufs Neue verabreicht werden, wobei allerdings dabei die zugelassene Tageshöchstdosis nicht überschritten werden darf. So sollten je nach Präparat mindestens sechs Stunden Abstand zwischen den einzelnen Gaben eingehalten werden. Manchmal kann es daher notwendig werden, zwei verschiedene Antifieber-Präparate zu kombinieren, die man gegebenenfalls abwechselnd alle drei Stunden geben kann, um eine ausreichende Fieber- und Schmerzsenkung zu erreichen.

Zu Beginn einer Fiebererkrankung ist oft ein Zittern und Schlottern zu bemerken, der so genannte Schüttelfrost, verbunden mit dem Wunsch, sich warm zuzudecken. Meist ist aber am darauffolgenden Tag der Schüttelfrost verschwunden und die Fieberpatienten fühlen sich sehr heiß an und beginnen zu schwitzen. Will man in diesem

Stadium Fieber senken, so kann man das oft schon allein dadurch erreichen, dass dem Körper die Möglichkeit gegeben wird, Hitze abzugeben, indem er einfach nur leicht bekleidet und z. B. mit einem Leintuch statt mit einer warmen Decke zugedeckt wird.

Die Angst der Eltern vor Fieber ist vor allem auch durch die Angst vor Fieberkrämpfen begründet. Ich werde auf die Fieberkrämpfe im Kapitel kleinkindertypische Notfälle noch extra eingehen. An dieser Stelle nur soviel: Fieberkrämpfe entstehen häufig dann, wenn Fieber akut zu entstehen beginnt, seltener wenn Fieber schon besteht. Das heißt, dass man man einen Fieberkrampf meistens nicht verhindern kann. Er ist ein schicksalshaftes Geschehen, Gott sei Dank vergleichsweise harmlos, auch wenn er dramatisch aussieht und die Eltern in Angst und Schrecken versetzt.

Zuletzt noch meine Empfehlung zum „richtigen" Fiebermessen: die zuverlässigste Methode bei Kindern ist die Messung der Körpertemperatur im Popo mit dem einfachen digitalen Fieberthermometer. Dabei aber ausreichend tief (mindestens 3 cm!) einführen. Zugegeben: Viele Kinder lieben diese Methode nicht besonders. Aber wenn das Thermometer mit Vaseline oder einer Pflegecreme gleitfähig gemacht wird, tut der Vorgang nicht wirklich weh und ist den Kindern zumutbar!

Husten

Ob ich ihr Kind nicht mal abhören könne, das ist mit Abstand der häufigste Wunsch, der an mich in meiner Sprechstunde herangetragen wird - warum? Husten ist das häufigste Symptom der Kleinkinder, wenn sie an einem Infekt der oberen und unteren Luftwege leiden. Meistens darf ich feststellen, dass die Lunge frei ist, was auf der einen Seite zwar Erleichterung auslöst auf der anderen Seite aber die Frage aufwirft: Warum hustet denn dann mein Kind so stark?

Mit dem Husten versucht der Körper, die Krankheitserreger loszuwerden. Er ist also eine direkte Folge der Beeinträchtigung der Schleimhäute durch den Krankheitserreger. Entweder handelt es sich um einen trockenen Husten, also einen ***Reizhusten,*** oder um einen schleimigen, sogenannten ***produktiven Husten.*** Dementsprechend gibt es verschiedene Hustenmittel, die entweder Hustenreiz stillend wirken oder den Schleim lösen helfen sollen.

Husten ist oft schwer zu behandeln.
Hustensäfte wirken nicht immer!

Leider führen diese Hustensäfte nicht immer zu dem gewünschten Effekt der deutlichen Hustenabschwächung, so dass oft nur der natürliche Lauf einer Hustenerkrankung abgewartet werden kann, und das sind in der Regel ein bis zwei Wochen.

Ich habe schon angedeutet, dass die meisten hustenden Kinder nicht wirklich schwer krank sind. Geht eine Hustensymptomatik jedoch mit einer allgemeinen Zustandsverschlechterung, oft kombiniert mit Fieber einher, so muss bei Kleinkindern immer an eine Bronchitis oder eine Lungenentzündung gedacht und eine ärztliche Untersuchung veranlasst werden.

Einen besonderer Husten stellt der bellende Husten dar. Man nennt ihn auch ***Krupp-Husten.*** Meistens geht er mit Heiserkeit oder einer krächzenden Stimme einher. Dieser bellende Husten entsteht durch eine Schwellung der Schleimhaut im tiefen Halsbereich, im Bereich der Stimmlippen und der oberen Luftröhre. Wichtig zu wissen ist, dass frische kalte Luft für diesen Husten die beste Medizin ist und kaltes Wasser schluckweise getrunken oder ein Eis zu einer Linderung des Hustenreizes führen kann. In dem Abschnitt typische Notfälle werde ich beim Pseudokrupp noch einmal darauf eingehen.

Unter der spastischen oder obstruktiven ***Bronchitis*** versteht man eine Erkrankung, die aufgrund einer Verengung der Bronchien zu einer Atmungsbehinderung führt, hörbar als Pfeifen bei der Ein- und Ausatmung. Sie führt in der Regel zu einer deutlichen Beeinträchtigung und Erschöpfung der betroffenen Kinder. Es werden deshalb meistens

Medikamente oder Inhalationen verordnet, die zu einer Erleichterung der Atmung führen. Treten solche spastischen Bronchitiden jedoch häufiger auf, so muss daran gedacht werden, dass sich möglicherweise eine asthmatische Erkrankung, zum Beispiel ein allergisches Asthma entwickelt. In diesem Fall sind zur weiteren Abklärung entsprechende Untersuchungen wie Blut- oder Hauttests notwendig. Auch werden gegebenenfalls regelmäßige Inhalationen über eine längere Zeit hinweg erforderlich, um erneute Atemnotphasen zu verhindern.

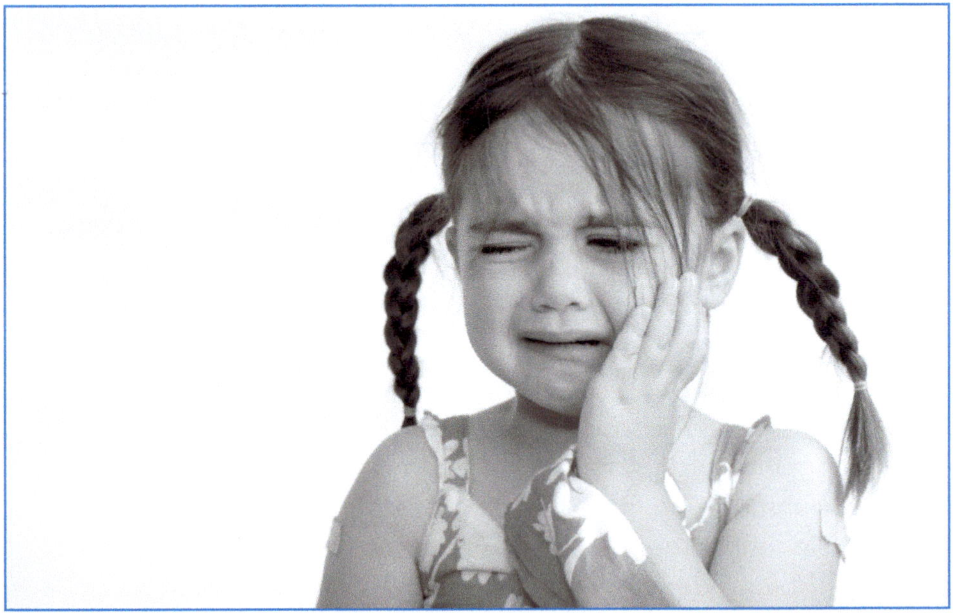

Ohrschmerzen

Neben dem akutem Fieber, wie schon erwähnt, sind Ohrschmerzen der zweithäufigste Grund für Anrufe bei mir außerhalb der Sprechstunde.

Nicht ohne Grund: Ohrschmerzen gehören zu den häufigsten und unangenehmsten Schmerzen und führen deshalb zu entsprechend starken Schmerzäußerungen der Kinder. Und deshalb ist mein erster Rat auch immer, vor allem anderen, so schnell wie möglich die Schmerzen zu lindern. Das geschieht am sichersten durch die Gabe eines Schmerzmittels, zum Beispiel Ibuprofen oder Paracetamol in Form von Zäpfchen oder Saft.

Aber jetzt erst einmal der Reihe nach: dass Kinder häufig an Ohrenschmerzen leiden, hat vereinfacht gesagt vor allem damit zu tun, dass sie häufig Schnupfeninfekte haben. Um das zu verstehen braucht es zuerst etwas Anatomieunterricht: zwischen der Nasenhöhle und der Mittelohrhöhle (auch Paukenhöhle genannt) besteht eine Verbindung, die sogenannte Ohrtrompete bzw. Eustachische Röhre. Sie sorgt normalerweise für einen regelmäßigen Luftdruckausgleich zwischen dem äußeren Ohr und dem Mittelohr, welche ja durch das luftundurchlässige Trommelfell voneinander getrennt werden.

Große Kinder und Erwachsene kennen das Phänomen des mehr oder weniger bewussten Druckausgleichs, zum Beispiel beim Fahren mit dem Aufzug oder der Seilbahn durch weites Öffnen des Mundes und kräftiges Schlucken - es knackt im Ohr und dann ist das zuvor etwas belegte Ohr wieder frei. Bei Kleinkindern geschieht dieser Druckausgleich in der Regel nicht bewusst, sondern im Normalfall quasi automatisch beim Trinken und Schlucken, beim Kauen, Schreien und Gähnen.

Dazu kommt, dass bei kleinen Kindern eben alles auch klein ist: also auch die Nasenhöhle, die Ohrtrompete und das Mittelohr. Schon ein banaler Schnupfen kann deshalb dazu führen, dass durch die damit verbundene Schleimhautschwellung eine Belüftung des Mittelohres erschwert beziehungsweise zeitweise ganz unmöglich wird. Das hat zur Folge, dass das Trommelfell wegen des fehlenden Druckausgleichs unter Spannung gerät, was anfangs nur das Hörvermögen beeinträchtigt, bei zunehmender Spannung aber heftig zu schmerzen beginnt. Das ist also eine mögliche Ursache von schmerzenden Ohren.

Eine zweite ist die Ansammlung von schleimigem Sekret in der Paukenhöhle. Das Mittelohr wird ausgekleidet durch Schleimhaut, die ständig schleimiges Sekret absondert, welches über die Ohrtrompete in die Nasenhöhle abfließt. Ist dieser Abfluss behindert, kommt es zu einem Aufstau dieses Sekrets in die Paukenhöhle hinein, was zunächst die Schwingungsfähigkeit des Trommelfells einschränkt. Dies bemerkt man an einem verschlechterten Hörvermögen des betroffenen Ohres. Führt viel Sekret zu einer entsprechend starken Spannung des Trommelfells, so entstehen ebenfalls Ohrschmerzen.

Eine dritte Schmerzursache ist die eigentliche ***Mittelohrentzündung,*** die dadurch entsteht, dass sich in diesem aufgestauten Sekret Bakterien vermehren und es so zu einer schmerzhaften Eiteransammlung im Mittelohr und einer für den Arzt deutlich sichtbaren Entzündungsreaktion am Trommelfell kommt.

Es gibt noch eine vierte Ursache für Ohrschmerzen: die ***Gehörgangsentzündung.*** Sie entsteht meist durch das Einschwemmen von Bakterien oder reizenden Substanzen in den Gehörgang beim Baden und ist damit eine typische Problematik der Bade- und Schwimmkurssaison. Aber auch im Winter, wenn kalter Wind um die ungeschützten Ohren pfeift, kann es dadurch zu Entzündungen des Gehörganges und des Trommelfells mit akuten, stärksten Ohrschmerzen kommen.

Befindet sich viel Ohrschmalz im Gehörgang, so dass sich ein Schmalzpfropf bilden kann, der an das Trommelfell stößt, kann dies - fünftens - ebenfalls eine Beeinträchtigung des Hörens und Ohrschmerzen verursachen.

Sie merken also, es gibt viele mögliche Ursachen für plötzliche Ohrschmerzen und es ist für einen Laien zunächst schwer, die genaue

Ursache zu erkennen. Deshalb ist mein Rat auch bewusst der, zunächst das Wichtigste zu tun, nämlich Schmerzmittel zu geben, um das Leid möglichst schnell zu lindern.

Bei Ohrschmerzen: rasche Schmerzlinderung durch Schmerzmittelgabe

Und das ist vor allem in der Nacht wichtig, weil Ohrschmerzen besonders häufig in der Nacht auftreten und die Nachtruhe empfindlich zu stören vermögen. Der häufigste Grund für das Auftreten in der Nacht liegt darin, dass im Schlaf durch fehlendes Kauen und Schlucken der Druckausgleich vor allem bei gleichzeitigem Vorhandensein eines Schnupfeninfektes nicht stattfindet und es dadurch, wie vorhin erklärt, zu einer schmerzhaften Trommelfellspannung kommt.

Es ist deshalb von Vorteil, bei Ohrschmerzen und gleichzeitig bestehender behinderter Nasenatmung abschwellende Nasentropfen zu geben mit dem Ziel, die Belüftung der Ohrtrompete von der Nasenseite aus zu verbessern, um damit den Druckausgleich zu ermöglichen. Bei nicht wenigen Patienten hat sich auch das zusätzliche Auflegen von warmen Zwiebelwickeln auf das schmerzende Ohr bewährt oder das Draufliegen auf ein warmes Handtuch oder Kirschkernkissen. Manchmal wird aber auch Kälte als angenehm empfunden – was auch immer gewünscht wird: wenn es die Beschwerden subjektiv bessert, ist es richtig. Um einen Druckausgleich herzustellen, können größere Kinder auch Kaugummi kauen, häufig den Mund öffnen wie beim Gähnen oder das so genannte Tauchermanöver durchführen (das heißt die Nase zuhalten und die Luft in die Ohren pressen). Ist das Kind zur Mitarbeit bereit, kann alternativ hierfür ebenfalls ein Nasenballon verwendet werden, den man auch auf Rezept in der Apotheke bekommen kann. Hierbei wird unter Anwendung eines speziellen Stutzens über die Nase ein Ballon aufgeblasen. So kann ebenfalls – wie beim Taucher-Manöver – der Druck in der Eustachischen Röhre erhöht und ein Druckausgleich erzeugt werden.

Viele Eltern meinen, ihr Kind mit Ohrschmerzen sofort einem Arzt zeigen zu müssen, um nichts zu verpassen. Dies ist meines Erachtens nicht unbedingt notwendig, das heißt man kann damit durchaus noch bis zur nächsten Sprechstundenmöglichkeit warten. Die wichtigste Maßnahme ist und bleibt die Schmerzlinderung. Aber erst wenn der Arzt mit seinem Othoskop einen Blick auf das Trommelfell geworfen hat, erkennt er den Grund für die Schmerzen und wird entsprechende Maßnahmen empfehlen.

Nach meiner Erfahrung ist der mit Abstand häufigste Grund für Ohrschmerzen der Spannungszustand am Trommelfell im Rahmen eines Schnupfeninfektes, wobei diese Schmerzen in der Regel mehr oder weniger von alleine nach ein bis zwei Tagen wieder abklingen. Das bedeutet, dass außer Maßnahmen zur Schmerzlinderung und zum

Freihalten der Nase keine weiteren Maßnahmen erforderlich sind. In diesem Zusammenhang möchte ich noch einmal die positive Wirkung der frischen Luft für die Schleimhäute der Atemwege erwähnen. Weitere Möglichkeiten zum frei Machen und zum frei Halten der Nase sind das regelmäßige Befeuchten der Nasenschleimhaut mit Kochsalz- oder Meersalz-Nasensprays beziehungsweise durch Salzwasser-Inhalationen.

Ein Wort auch noch zu Ohrentropfen: Sie wirken meiner Erfahrung nach eigentlich nur bei den eher selteneren Gehörgangsentzündungen schmerzlindernd und sind deshalb bei den meisten Ohrschmerzen, wie vorhin erklärt, nicht besonders hilfreich.

Oft lässt der Schmerzcharakter auf die Ursache schließen: so sind zum Beispiel die Ohrschmerzen bei einem eingeschränkten Druckausgleich sehr wechselhaft, das heißt sie sind genauso schnell weg wie sie zuvor da waren. Liegt aber eine eitrige Mittelohrentzündung vor, so ist der Schmerz fast immer anhaltend beziehungsweise zunehmend und in der Regel verbunden mit einer deutlichen Verschlechterung des Allgemeinzustandes und Fieber, was eine antibiotische Therapie meist unumgänglich macht.

Nicht selten kommt es nach einer durchgemachten Ohrentzündung wegen einem weiterhin bestehenden Paukenhöhlenerguss zu einer über noch mehrere Wochen anhaltenden Hörbeeinträchtigung. Es ist deshalb sinnvoll, ein bis zwei Monate nach einer durchgemachten Ohrenentzündung eine ärztliche Kontrolle und gegebenenfalls einen Hörtest durchführen zu lassen.

Hat ein Kind mehrere Mittelohrentzündungen pro Jahr oder immer wiederkehrende Paukenhöhlenergüsse, so muss der Verdacht auf das Vorliegen von Polypen geäußert werden - ich werde auf dieses Thema im folgenden eigenen Abschnitt noch speziell eingehen.

Diese ***Paukenhöhlenergüsse*** kommen bei manchen Kindern praktisch bei jedem Schnupfeninfekt vor. Sie sind die Folge des nicht Abfließens des Mittelohrsekretes in die Nasenhöhle, welches sich dann in der Paukenhöhle aufstaut und zu einer Behinderung der Schwingungsfähigkeit des Trommelfells und damit zunächst zu einer Hörverminderung führt.

Sammelt sich jedoch eine entsprechend große Menge an, so führt dies zu einer verstärkten Spannung des Trommelfells und ist dann die Ursache von mehr oder weniger starken Ohrschmerzen. Ist die Spannung des Trommelfells zu stark, so entsteht von selbst ein kleiner Riss (der Volksmund sagt: „das Trommelfell platzt") und es kommt über diese spontane Öffnung des Trommelfells zu einem Abfließen des Ergusses nach außen. Auf diese Weise hilft sich das Ohr selbst. Es ist dann nicht zu übersehen, wie gelbliche, meist klebrige Flüssigkeit aus dem Ohr heraus läuft, was natürlich zur Vorstellung des Kindes in der Sprechstunde führt.

Meistens sind mit diesem Herauslaufen des Sekrets schlagartig auch die Schmerzen deutlich weniger, weil der Druck auf das Trommelfell verschwindet. Die Behandlung dieses laufenden Ohres kann zunächst im Einträufeln einer desinfizierenden und reinigenden Flüssigkeit bestehen. Das spontan entstandene Loch im Trommelfell verschließt sich in der Regel wieder ziemlich schnell folgenlos von alleine. Innerhalb von zwei Tagen sollte das Herauslaufen von Flüssigkeit aus dem Ohr aufgehört haben, ansonsten ist meist eine antibiotische Behandlung erforderlich.

Damit ich mit meinem Spezialinstrument, dem Othoskop, das Trommelfell sehen und beurteilen kann, ist eine einigermaßen freie Sicht auf eben dieses Trommelfell erforderlich. Diese Sicht wird bisweilen durch Ohrschmalz behindert.

Niemals Wattestäbchen zum Reinigen in die Ohren stecken!

Jetzt ist es aber so, dass man zur Entfernung von Ohrschmalz bei Kindern keine Wattestäbchen benützen darf. Dies würde nur dazu führen, dass das Ohrschmalz noch weiter in den Gehörgang hinein geschoben wird, schlimmstenfalls sogar das Trommelfell berührt oder verletzt und dadurch unnötige Beschwerden und eine Hörbeeinträchtigung verursacht werden.

Die einfachste und natürlichste Methode, einen möglichst freien Gehörgang zu bekommen und zu behalten besteht darin, beim Baden im warmen Badewasser bewusst einige Zeit lang mit den Ohren unter dem Wasser zu liegen. Das warme Badewasser löst das Ohrschmalz an, so dass es sich verflüssigt und dann nach dem Baden mit dem Wasser aus dem Gehörgang heraus fließt. Normalerweise ist darüber hinaus nichts notwendig, um einen freien Gehörgang zu haben, da der Gehörgang selbst dafür sorgt, dass das ständig neu produzierte Ohrschmalz, welches einen wichtigen Zweck im Sinne des Schutzes vor Entzündungen erfüllt, stetig nach außen in Richtung Ohrmuschel befördert wird. Es wird deshalb auch immer wieder an der Ohrmuschel im Bereich des Gehörgangeingangs sichtbar. Es gibt aber auch unter den Kleinkindern schon manche, die dennoch so extrem viel Ohrschmalz produzieren, dass es immer wieder nötig ist, eine Ohrspülung oder andersartige Entfernung des Schmalzes beim Arzt durchzuführen.

Polypen und Mandeln

Die häufigste Operation, die bei Kleinkindern durchgeführt wird, ist die Entfernung von Polypen. Warum? Zur Beantwortung muss ich zum besseren Verständnis etwas ausholen:

Bei den ***Polypen*** handelt es sich um normalerweise kleine, lymphatische, also aus Lymphgewebe bestehende Organe, die auf der Nasenschleimhaut im Bereich der hinteren Nasenhöhle in der Nachbarschaft der Ohrtrompete sitzen. Bei Schnupfeninfekten, Erkältungen usw. werden diese Polypen aktiv und helfen bei der Abwehr dieser Infekte mit. Dabei aber vergrößern sie sich und bei nicht wenigen Kindern in einem solchen Ausmaß, dass sie, bedingt durch häufige Infekte, was in der Kleinkindzeit wie schon erwähnt normal ist, praktisch eine Dauerbehinderung der Atmung darstellen können. Sie füllen dann die Nasenhöhle komplett aus und behindern die Nasenatmung, im schlimmsten Fall so, dass die Kinder nur noch durch den Mund atmen können, nachts entsprechend schnarchen und schlecht schlafen. Darüber hinaus führen diese vergrößerten Polypen oft zu einer Behinderung der Funktion der Ohrtrompete, was eine Beeinträchtigung der Belüftung des Mittelohres und damit eine Verschlechterung des Hörens und die Neigung zu Mittelohrentzündungen zur Folge hat.

Um vergrößerte Polypen nachweisen zu können, ist eine spezielle Untersuchung beim HNO-Arzt unerlässlich. Dieser befasst sich dann aufgrund des Befundes und der vorhandenen Probleme mit der Frage, ob eine operative Entfernung der Polypen sinnvoll ist. In der Regel wird eine solche Polypen-Entfernung, auch Adenotomie genannt, ambulant durchgeführt. Allerdings ist für diese Operation eine Vollnarkose erforderlich, mit allen damit verbundenen Risiken, die es mit dem zu erwartenden Nutzen dieser Operation abzuwägen gilt. Nach meiner Erfahrung profitieren tatsächlich die meisten operierten Kinder von einer Entfernung der Polypen, wenn sie unter einer entsprechenden Beeinträchtigung durch diese Polypen litten, also zum Beispiel: ständig behinderte Nasenatmung, Beeinträchtigung der Schlafqualität, häufige Ohrschmerzen und Ohrentzündungen, sowie anhaltendes schlechtes Hören mit damit einhergehender Sprachentwicklungsverzögerung und Beeinträchtigung der Kommunikation.

Häufig wird die Polypenentfernung kombiniert mit dem Einlegen von so genannten Paukenröhrchen in das Trommelfell, wodurch eine künstliche Öffnung als Verbindung zwischen Mittelohr und Gehörgang geschaffen wird. Dadurch kann das Mittelohrsekret, welches ja wie schon erklärt, normalerweise über die Ohrtrompete in die Nase abfließt, nach außen abfließen und so zu einem wieder unbehinderten Hören führen. Diese Paukenröhrchen werden nach einer gewissen Zeit, manchmal schon nach wenigen Wochen, meist nach mehreren Monaten spontan vom Körper in den Gehörgang abgestoßen und dann verschließt sich das Trommelfell in der Regel sofort wieder. In ganz besonders hartnäckigen Fällen kann es sogar sein, dass man diese

Paukenröhrchen mehrmals einsetzen muss. Solange ein Kind Paukenröhrchen im Trommelfell einliegen hat, sollte es nicht tauchen, was gerade in der Schwimmkurszeit manchmal etwas problematisch ist. Es gibt jedoch die Möglichkeit, mit speziell angepassten Gehörgangsstöpseln das Eindringen von Wasser zu verhindern, so dass wenigstens das Schwimmen und Baden erlaubt werden kann.

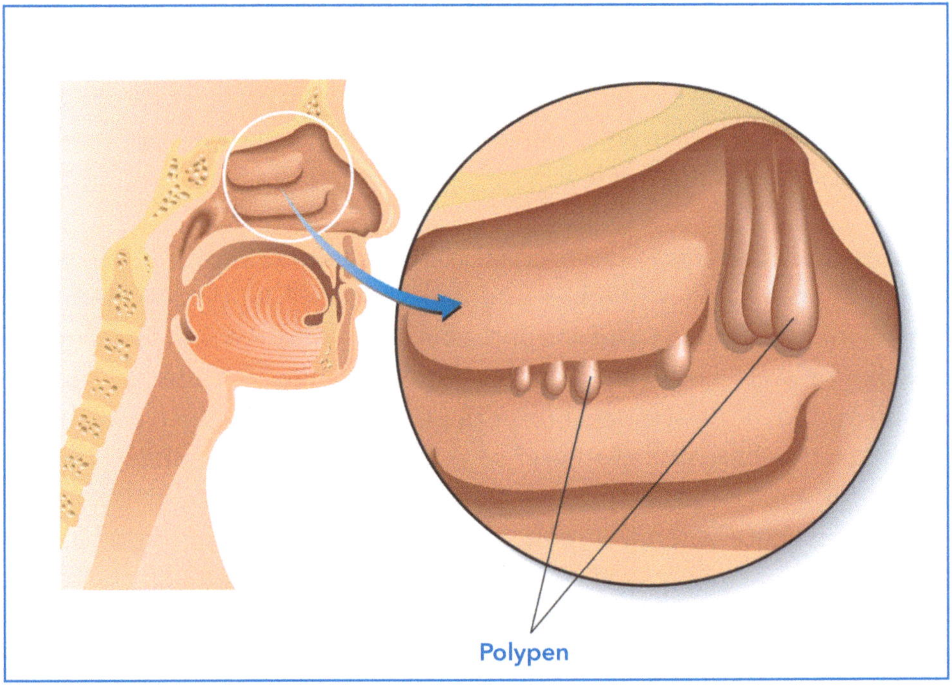

Bindehautentzündung

In der Kindergartenzeit ist die Bindehautentzündung (auch Konjunktivitis genannt) ein häufiges Problem, da sie, wenn es sich um eine ansteckende handelt, zur Folge hat, dass ein Besuch einer Gemeinschaftseinrichtung nicht erlaubt ist. Deshalb werden mir in der Sprechstunde sehr häufig Kinder mit entzündeten Augen mit der Frage vorgestellt, ob die Kinder in den Kindergarten oder die KiTa gehen dürfen oder nicht.

Es kommen grundsätzlich zwei Arten von Bindehautentzündungen vor: erstens die durch Viren oder Bakterien verursachte, ansteckende und zweitens die nicht ansteckende, zum Beispiel allergische Bindehautentzündung.

Die häufige ***bakterielle Bindehautentzündung*** wird mit antibiotischen Augentropfen behandelt und ist dadurch nach zwei Tagen Behandlung nicht mehr ansteckend - das betroffene Kind kann also zwei Tage nach Beginn der Augentropfenbehandlung wieder unter seinesgleichen. Allerdings muss die Therapie ausreichend lange, d. h. mindestens einen Tag über das Abklingen der Entzündungszeichen hinaus, durchgeführt werden. Auch sehr wichtig ist, dass die Tropfen wirklich in das geöffnete Auge verabreicht werden.

Auch die ***Mandeln*** (in der Fachsprache Tonsillen genannt) sind lymphatische Organe und deshalb in der Kleinkindzeit häufig vergrößert, was an sich eine natürliche Gegebenheit ist. Wenn sie aber häufiger als vier mal pro Jahr eitrig entzündet sind und jeweils eine antibiotische Behandlung erforderlich wird, werden sie heutzutage in der Regel operativ entfernt. Auch wenn sie so stark vergrößert sind, dass sie sich berühren und die Nahrungsaufnahme, also das Schlucken von Nahrung, behindern, ist eine operative Verkleinerung mittels Lasertechnik (Laser-Tonsillotomie) oder eine Entfernung (Tonsillektomie) unumgänglich. Ein dritter möglicher Grund für eine unbedingte Operation an den übergroßen Mandeln ist, wenn sie so genannte Schlafapnoen verursachen, das heißt Atemaussetzer im Schlaf über mehr als 10 Sekunden. Diese Atemaussetzer führen zu einer nicht ausreichenden Sauerstoffversorgung des Gehirns, was zur Folge hat, dass die betroffenen Patienten zwar geschlafen, sich aber im Schlaf nicht erholt haben. Sie sind also schon kurz nach dem Aufstehen wieder genauso müde wie sie am Abend zuvor waren und nicht in der Lage, zum Beispiel einen Kindergartenvormittag durchzuhalten und schlafen tagsüber bei jeder sich bietenden Gelegenheit ein.

Mandeloperationen werden normalerweise stationär durchgeführt, weil die Gefahr von problematischen Nachblutungen sehr groß ist. Und bei manchen Kindern ist aufgrund der vorhandenen Beeinträchtigungen eine Operation der Polypen und der Mandeln in gleicher Sitzung notwendig.

Bei der selteneren, durch Viren ausgelösten und ebenfalls ansteckenden ***Konjunktivitis*** ist die Therapie schwieriger und langwieriger, so dass aufgrund des Verlaufes immer individuell über den Besuch von Gemeinschaftseinrichtungen entschieden werden muss.

Allergische Bindehautentzündungen sind zwar primär nicht ansteckend. Es kommt aber durch den Juckreiz und das dadurch verursachte Reiben der Augen meist zu einer erheblichen Beeinträchtigung, weshalb oft ebenfalls entsprechend geeignete Augentropfen rezeptiert und gegeben werden müssen.

Magen-Darm-Infekte

Plötzliches mehrmaliges Erbrechen, meist kurz darauf gefolgt von Bauchweh und Durchfall und oft verbunden mit erhöhter Körpertemperatur – das sind die typischen Symptome der in einer Kinderarztsprechstunde häufig vorkommenden Magen-Darm-Grippe.

Sie ist sehr ansteckend, betrifft oft mehrere Personen in einer Familie und wird meist durch Viren ausgelöst, die die Funktion der Magen- und Darmschleimhaut und damit die Verdauung empfindlich stören.

Wichtig zu wissen ist, dass das Erbrechen die Folge einer Arbeitsverweigerung des Magens ist, der sich bedingt durch diese Infektion eine Auszeit nimmt und sich seines Inhaltes entledigt. Diese Brechphase dauert in der Regel etwa 12 Stunden. In dieser Zeit ist es meist völlig sinnlos, dem Magen Nahrung zuzuführen, da er sie postwendend wieder nach oben befördert.

Die Angst vor dem Austrocknen führt viele Eltern dazu, sofort nach dem Erbrechen dem Kind wieder Flüssigkeit zuzuführen, was ebenfalls wieder erbrochen wird und den ganzen Zustand weiter verschlechtert. Ich empfehle in solchen Fällen, zunächst Ruhe zu bewahren, einen Eimer sowie Handtücher bereitzuhalten und zusammen mit dem Kind diese harte Zeit durchzustehen. Zäpfchen gegen das Erbrechen empfehle ich erst dann zu geben, wenn es nach 12 Stunden nicht von alleine aufgehört hat, da sie erfahrungsgemäß vorher gar nicht wirken.

Wenn man das Gefühl hat, der Magen habe sich etwas beruhigt, kann man versuchen, vorsichtig in kleinen Mengen Flüssigkeit zu verabreichen. Also zunächst einen Teelöffel Wasser oder Tee in den Mund geben und 10 Minuten warten, ob es im Magen verbleibt. Wenn ja, erneut geben und dann langsam steigern. Auf diese Weise kann am ehesten erreicht werden, dass der Körper mit der notwendigen Flüssigkeit versorgt wird.

Bei Brechdurchfall gilt anfangs: weniger ist mehr

Erst wenn diese Flüssigkeit vertragen wird, ist es sinnvoll, Nahrung zu geben. Nach ihr wird von den Patienten meistens instinktiv zunächst gar nicht so sehr gefragt. Und auch hier gilt die Devise: mit ganz kleinen Mengen anfangen und langsam steigern.

Gut bewährt haben sich zum Beispiel ***Salzstängel,*** ein Stängel nach dem anderen. Eine ganz wichtige Rolle spielt auch der Traubenzucker, der direkt in die Wangentasche gelegt oder auch als ***Traubenzuckerpulver*** in Wasser oder Tee gegeben werden kann: er gelangt, weil er nicht verdaut werden muss, schnell und direkt über die Mundschleimhaut in das Blut und versorgt den durch den Brechdurchfall geschwächten Körper mit leicht verfügbarer Energie, ohne den kranken Magen und Darm zu belasten.

Wenn die Brechphase überwunden ist (wie gesagt: meistens nach ungefähr 12 Stunden), stehen der Durchfall und die damit meist verbundenen kolikartigen Bauchschmerzen im Vordergrund. Dieser Durchfall dauert oft einige Tage und sollte nach meiner Erfahrung am sinnvollsten mit einer ***Diät*** behandelt werden, und zwar solange Bauchschmerzen und/oder Durchfall bestehen.

Empfohlener Diätplan:
- Leichtverdauliches wie Wasser/Tee
- Milch nur in verdünnter Form (d. h. 1:1 mit Wasser verdünnt)
- Salzstängel
- weißes Toast-oder Knäckebrot
- Bretzel/Laugenbrötchen
- Naturjoghurt und/oder Magerquark (evtl. mit Traubenzuckerpulver süßen)
- Kartoffelbrei
- Nudeln (ohne Ei) oder Reis pur (ohne Sauce)
- Gemüsebrühe
- gedünstetes Karottengemüse
- Banane
- geriebener Apfel (wenn er braun geworden ist)
- Traubenzucker zum Süßen und auch direkt in die Wangentasche

Ich meine, es bewährt sich, diese Diät so lange konsequent durchzuführen, bis der Stuhlgang sich wieder normalisiert hat.

Noch ein Wort zu den oft verwendeten ***Elektrolyt-Pulver-Lösungen:*** Sie sind ideal, um den Elektrolythaushalt des Körpers wieder ins Lot zu bringen. Leider schmecken sie salzig und werden deshalb oft von den Kindern verweigert. Alternativ kann dafür eine einfache ***Gemüsebrühe*** versucht werden.

Eine Magen Darm Grippe kann insbesondere bei kleinen und leichtgewichtigen Kindern durch anhaltendes, nicht stillbares Erbrechen und starken Durchfall, verbunden mit Fieber, zu solch einem großen Flüssigkeitsverlust führen, dass eine Infusionsbehandlung im Krankenhaus erforderlich wird. Eine Austrocknung erkennt man an mehreren Zeichen: das Kind wirkt richtig krank, es liegt nur noch still und matt im Bett oder auf dem Arm der Eltern, die Windel bleibt länger als 12 Stunden trocken, die Mundschleimhaut ist ebenfalls trocken und wenn man die Bauchhaut des Kindes zwischen Daumen und Zeigefinger zusammen drückt, kommt es zu einer Faltenbildung, die sich nach dem Loslassen nur langsam zurückbildet. Es liegt allerdings keine Austrocknung vor, wenn das Kind zum Beispiel noch ganz zufrieden spielt, und es immer wieder kleine Flüssigkeitsmengen zu sich nehmen kann ohne sie gleich wieder zu erbrechen.

Bauchschmerzen

Immer wiederkehrende Bauchschmerzen sind ebenfalls ein häufiger Grund, wegen dem mir ein Kind vorgestellt wird. Da Bauchschmerzen eine Vielzahl von möglichen Ursachen haben, ist das Anamnesegespräch neben der körperlichen Untersuchung meine wichtigste ärztliche Maßnahme: es gilt, herauszufinden, ob eine organische oder eine psychische Ursache dahinter steckt.

Eine ***psychische Ursache*** wird von den Eltern oft schon selbst vermutet, nämlich dann, wenn die Bauchschmerzen zum Beispiel immer ausschließlich mit dem Gang zum Kindergarten oder mit dem zu Bett Gehen in Verbindung stehen.

Ein sehr wichtiges Instrument zur Ursachenforschung ist das Führen eines ***Beschwerdetagebuchs.*** In ihm soll über ein paar Wochen genau Buch geführt werden über den Zeitpunkt, die Ausprägung und die Dauer der Schmerzen. Wenn man jetzt noch weiß, dass die meisten Bauchschmerzen mit der Ernährung und der Verdauung zu tun haben, wird klar, warum mir wichtig ist, dass in diesem Beschwerdekalender auch notiert wird, was gegessen und getrunken wurde, wann Stuhl abgesetzt wurde und wie dieser aussah. Tatsächlich ist es so, dass die meisten Eltern durch das Führen eines solchen Tagebuchs in der Lage sind, die Bauchschmerzen ihres Kindes in Verbindung zu bringen mit bestimmten Nahrungsmitteln beziehungsweise mit der Tatsache, dass ihr Kind unter Verstopfungsproblemen leidet.

Die mit Abstand am häufigsten unverträglichen Nahrungsmittel beziehungsweise Nahrungsbestandteile sind die Milch und der Fruchtzucker, was man bei der Auswertung des Beschwerdetagebuchs unschwer erkennen kann. Bauchschmerzen treten nämlich in recht kurzem zeitlichen Zusammenhang mit der Einnahme von Milch beziehungsweise Obst, insbesondere Apfelsaft oder anderen Fruchtsäften auf, jedoch beim Verzicht darauf nicht mehr, was einen ersten Hinweis auf eine Unverträglichkeit ergibt. Den Beweis ergibt dann das Wiederauftreten der Bauchschmerzen durch die erneute Gabe von Milch, Obst oder Fruchtsaft.

Ähnlich verhält es sich, wenn man erkennt, dass unregelmäßiger, meist knolliger Stuhl in zeitlichem Zusammenhang mit Bauchschmerzen steht. Durch Maßnahmen, die den Stuhl weicher und regelmäßig machen, verschwinden sie. Zwar gibt es selbstverständlich noch viele andere Ursachen für Bauchschmerzen, doch sie sind im Vergleich zu den Nahrungsmittelunverträglichkeiten und Verstopfungsbeschwerden eher selten.

Wenn man durch das Führen eines Beschwerdetagebuchs nicht fündig wird, so muss selbstverständlich die Diagnostik ausgeweitet werden (z.B. durch Blut-, Urin-, Stuhl- und Ultraschalluntersuchungen).

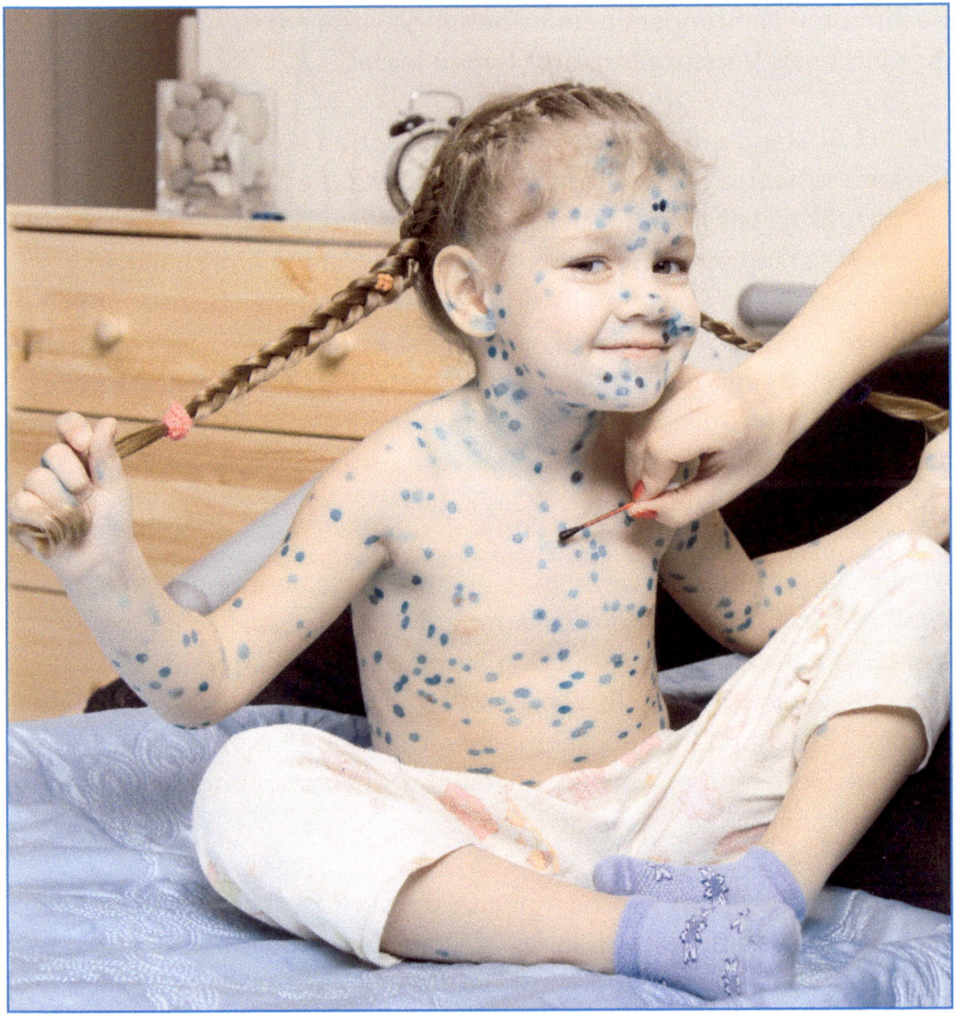

Hautausschläge

Die Haut kleiner Kinder ist ein sehr sensibles Organ, und ganz besonders dann, wenn auch deren Eltern eine empfindliche Haut haben.

Die Kleinkindhaut reagiert häufig mit Ausschlägen.

Vor allem, wenn ein Ausschlag mit Juckreiz verbunden ist oder wenn eine Kinderkrankheit vermutet wird, werden sie mir entsprechend häufig in meiner Sprechstunde gezeigt. Im Anamnesegespräch versuche ich zusammen mit den Eltern herauszufinden, womit dieser Hautausschlag zusammenhängen könnte. Einfach ist es, wenn er nur an einer bestimmten Stelle auftritt, zum Beispiel im Windelrandbereich wegen dem Schwitzen oder im Brustbereich, verursacht durch das Eincremen mit einer Erkältungssalbe.

Tatsächlich ist die häufigste Ursache für einen Hautausschlag nach meiner täglichen Erfahrung entweder die Reaktion auf einen äußeren Reiz oder auf etwas, was das Kind gegessen oder getrunken hat. Zu den äußeren Reizen, die einen Ausschlag provozieren können gehören neben den offensichtlichen Reaktionen auf Schaumbäder, Seifen und Cremes auch Chlorwasser, Speichel, trockene Luft und Bekleidungsstoffe beziehungsweise Schmuckgegenstände.

Viele Virusinfektionen gehen einher mit einem so genannten unspezifischen Virusausschlag, der von den Ausschlägen der klassischen Kinderkrankheiten wie Masern, Röteln und Windpocken abgegrenzt werden muss. Diese Kinderkrankheiten jedoch sind durch die Impfungen selten geworden. Heutzutage sehe ich noch die typischen Hautausschläge bei Scharlach, Ringelröteln, beim Dreitagefieber und bei der Hand-Fuß-Mundkrankheit. Auf diese quasi übrig gebliebenen Kinderkrankheiten gehe ich noch in einem eigenen Abschnitt ein.

Hautausschläge, die nicht jucken, bedürfen zunächst keiner Therapie. Der Vorteil des Nichtstuns liegt auf der Hand: so kann nämlich beobachtet werden, was von alleine passiert. Es können die Bedingungen erkannt werden, unter denen sich der Ausschlag verbessert oder verschlechtert. In dem Moment, indem man einen Ausschlag mit einer Salbe behandelt, führt man eine Besserung automatisch auf diese Maßnahme zurück. Dadurch vergibt man sich die Chance, den natürlichen Verlauf zu erkennen. Nicht zu vergessen dabei ist, dass auch scheinbar neutrale Pflegecremes die Haut unnötig reizen können.

Sehr trockene und rissige Hautstellen, die Schmerzen oder Juckreiz verursachen, müssen selbstverständlich mit geeigneten Salben beziehungsweise Maßnahmen behandelt werden. Das Herausfinden des geeigneten Pflegemittels stellt regelmäßig eine echte Herausforderung für Kinderarzt, Patienten und Eltern dar.

Warzen

In meinem Sprechstundenalltag vergeht kaum ein Tag, an dem mir nicht mindestens ein Kind wegen Warzen vorgestellt wird. Bei Warzen handelt es sich also um eine offensichtlich häufige ***Infektionskrankheit:*** sie werden nämlich durch die so genannten Warzenviren hervorgerufen und von Mensch zu Mensch über direkten oder indirekten Kontakt übertragen. Also zum Beispiel die Handwarzen direkt beim Händeschütteln oder indirekt über die Türklinken und die Fußwarzen vor allem beim barfuß Laufen im Schwimmbad oder auch innerhalb einer Familie in der gemeinsamen Dusche oder im Bad.

Sie sind eine typische Infektionskrankheit im Kleinkind- und Kindesalter, weil zur Verhinderung von Warzen entsprechende Antikörper vorhanden sein müssten, die die Kinder primär aber noch nicht haben. Erst durch das Vorhandensein von Warzen auf beziehungsweise in der Haut kann das Immunsystem lernen, die entsprechenden Antikörper zu bilden.

Warzen verschwinden auch von alleine wieder!

Dafür braucht es unterschiedlich lange Zeit, aber wenn die entsprechenden Antikörper endlich vorhanden sind, verschwinden die

Warzen, wie sie gekommen sind: nämlich ganz von allein – sie sind dann einfach plötzlich wieder weg.

Und das trifft für alle bei Kindern hauptsächlich anzutreffenden Warzenarten zu, nämlich den einfachen oder ***vulgären Warzen,*** den ***Stechwarzen*** und den ***Dellwarzen.***

Einfache Warzen und ***Stechwarzen*** kommen fast ausschließlich im Bereich der Finger und Hände beziehungsweise der Zehen und Fußsohlen vor und die ***Dellwarzen*** im Bereich des sonstigen ganzen Körpers, inklusive Gesicht.

Eine Behandlung all dieser Warzen ist im Prinzip also nur nötig, wenn sie Beschwerden machen, da sie ja wegen der vom Immunsystem eines Tages gebildeten Antikörper von alleine verschwinden werden. Aber leider führen zum Beispiel die Warzen am Fuß oft zu Schmerzen beim Laufen, so dass eine Warzenentfernungsbehandlung durchgeführt werden muss. Hierbei ist zu beachten, dass jede Warzenbehandlung (zum Beispiel durch Bepinselung mit einer Säure) so lange regelmäßig und kontinuierlich angewendet werden muss, bis die Warze komplett verschwunden ist. Dies kann mehrere Monate dauern und man braucht deshalb großes Durchhaltevermögen, denn wenn man zu früh damit aufhört, war die ganze Behandlung umsonst. Das Problem nämlich ist, dass nach relativ kurzer Behandlungszeit die Schmerzen verschwinden, und damit die Warze wieder leicht in

Vergessenheit gerät und die Behandlung deshalb nicht konsequent bis zu ihrer vollständigen Entfernung durchgeführt wird.

Dellwarzen werden durch die Dellwarzen-Viren verursacht, sie sehen aus wie kleine Pickelchen, die oben eine kleine Delle haben, daher der deutsche Name. In der Fachsprache heißen sie Mollusca contagiosa, womit auch ihre hohe Ansteckungsfähigkeit beschrieben wird. Sie finden sich häufiger bei Kindern mit Neigung zur trockenen Haut und bei Neurodermitis. Sie sind eigentlich harmlos, haben aber die unangenehme Eigenschaft, manchmal zu einem starken Juckreiz zu führen, was zum Aufkratzen und damit zum Weiterverbreiten dieser wirklich sehr ansteckenden Warzen auf der Haut des betroffenen Patienten führt. Auch können durch sie schmerzhafte Hautentzündungen mit Eiteransammlungen entstehen. Es gibt zwar schon spezielle Anti-Dellwarzenmittel und Methoden, mit denen man versuchen kann, die Dellwarzen los zu werden, aber die Entfernung von Dellwarzen erweist sich nicht selten als unmögliches Unterfangen, weil sie mit Schmerzen verbunden ist und daher von den Kindern nicht toleriert wird. Es bleibt deshalb oft nur, den Juckreiz durch das Auftragen von entsprechenden juckreizhemmenden, zinkhaltigen Salben oder Lotionen zu lindern und damit das Aufkratzen zu verhindern und schlussendlich einfach zu warten, bis durch die körpereigenen Antikörper die Dellwarzen von alleine verschwinden werden.

Ich weiß und erlebe es häufig in meiner Sprechstunde durch entsprechende Kommentare der Patienten und ihrer Eltern, dass die Dellwarzen wegen dieser unangenehmen Eigenschaften äußerst unbeliebt sind - aber man kann sich halt nun einmal nicht wirklich vor ihnen schützen und im schlimmsten Fall tatsächlich nur darauf warten, dass sie von alleine verschwinden, was nach meiner Erfahrung in der Regel spätestens im Alter von acht bis neun Jahren der Fall ist.

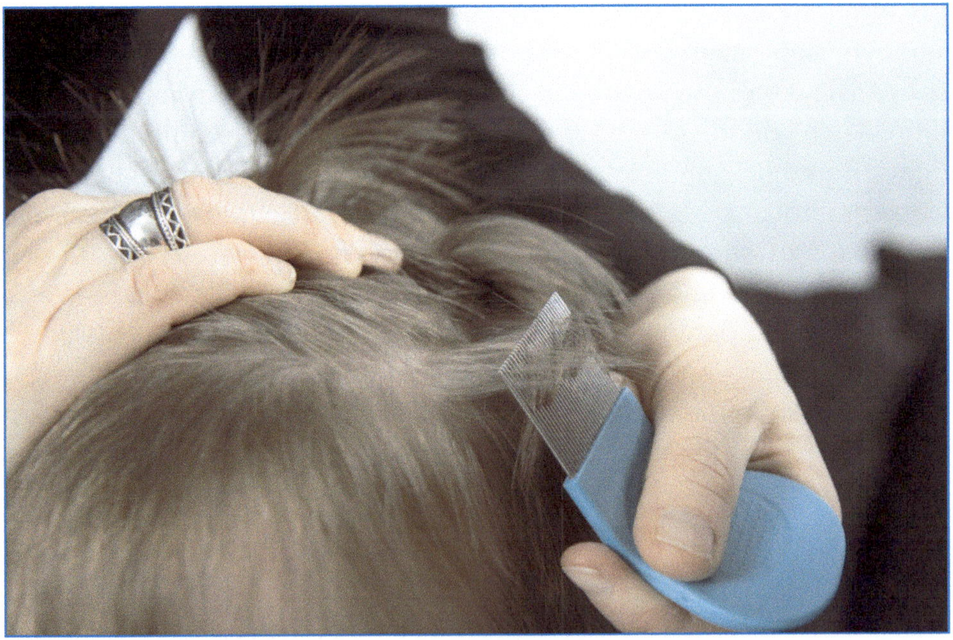

Kopfläuse

Obwohl die Kopfläuse nur sehr kleine Tierchen sind, sind sie dennoch in der Lage, große Sorgen und Probleme bei Eltern und Betreuungspersonal auszulösen. Eigentlich ist die Infektion mit Kopfläusen völlig harmlos, das heißt sie übertragen keine Erkrankungen - sie sind einfach nur lästig - und zwar ***sehr lästig.***

Man muss dazu wissen, dass Kopfläuse nur auf einem behaarten Kopf vorkommen. Das bedeutet: Menschen mit einem Glatzkopf oder mit ganz kurz geschorenen Haaren haben keine Kopfläuse. Es kann sich also im Prinzip jeder Mensch einzig und allein dadurch vor Kopfläusen schützen, indem er sich die Haare einfach nur ganz kurz schneidet. Da das natürlich nicht jeder will - schon gar nicht Mädchen - haben die Kopfläuse anhaltende Hochkonjunktur. Kopfläuse können nicht springen, sondern nur krabbeln. Eine Übertragung findet also hauptsächlich durch das Berühren von Köpfen statt, wie es unter Kindern beim Spielen und beim Kuscheln in einer Familie einfach häufig vorkommt.

Die Kopflausweibchen kleben ihre Eier (Nissen) direkt über der Kopfhaut an den Haaransatz. Aus folgendem Grund: wenn die Nachkommen nach etwa einer Woche schlüpfen, befinden sie sich in unmittelbarer Nähe zur Nahrungsquelle: und das ist die Kopfhaut, aus der sie Blut saugen. ***Oft, aber nicht immer, führt dies zu einem Juckreiz*** und damit zu einem sichtbaren Kratzen, was dann die Eltern dazu führt, mal genauer nachzusehen.

Die Kopfläuse selbst sind ziemlich kluge und recht flinke Tierchen: sie verstehen es, sich vor allem im längeren, dichten Haar hervorragend zu verstecken, so dass man sie nicht häufig zu Gesicht bekommt. Was man aber entdecken kann, das sind die ***Nissen,*** also ihre Eier, die aussehen wie Haarschuppen, die jedoch fest an dem Haar kleben und praktisch mit den Fingern nicht abstreifbar sind. An der Lage einer Nisse kann man in etwa ihr Alter abschätzen: befindet sie sich direkt am Haaransatz, so wurde sie erst vor kurzem hingeklebt. Befindet sich die Nisse weiter als 1 cm vom Haaransatz entfernt, so handelt es sich sicher um ein leeres Ei, aus dem die Laus längst geschlüpft ist.

Um zu beweisen, dass ein Kopflausbefall vorliegt oder vorlag, genügt es also, entweder eine lebende Laus auf dem Kopf krabbeln zu sehen oder aber mindestens eine Nisse am Haar zu entdecken. Dies setzt jedoch eine sehr sorgfältige Untersuchung einer jeden Haarsträhne voraus, eine Untersuchung, die je nach Haarlänge und Haardichte durchaus eine viertel bis halbe Stunde dauern, aber natürlich von jedem Erwachsenen durchgeführt werden kann. Man benützt dazu am besten einen Kamm mit feinen Zinken (oder einen speziellen Nissenkamm) - auch helles Licht und evtl. eine Lupe sind vorteilhaft.

Wurde wenigstens eine Nisse oder eine Kopflaus bei einer Untersuchung entdeckt, ist eine Behandlung unbedingt erforderlich, bevor dieses Kind wieder in eine Einrichtung wie KiTa oder Kindergarten gegeben werden darf. Die Behandlung besteht in dem Einmassieren von entsprechenden Kopflausmitteln in das Haar, wobei nur solche Mittel verwendet werden sollten, die a) gut verträglich und b) sicher gegen Läuse und Nissen wirksam sind. Das sind all jene Mittel, die für Kinder auch rezeptierbar sind. Auf eine genaue Beachtung der jeweiligen Anwendungshinweise und deren wirklich exakte Durchführung ist unbedingt zu achten!

Anti-Kopflausmittel unbedingt exakt nach Anleitung anwenden!

Eine Wiederzulassung in Kindergemeinschaftseinrichtungen ist dann möglich, wenn diese Erstbehandlung durchgeführt wurde, das heißt also bereits am nächsten Tag und wenn versichert wird, dass eine Wiederholung dieser Behandlung nach 8-10 Tagen erfolgen wird. Diese Behandlungswiederholung soll zur Sicherheit dienen, dass den zwischenzeitlich geschlüpften Läusen, die die erste Behandlung wider Erwarten doch überlebt haben, dann endgültig der Garaus gemacht wird.

In der Theorie scheint das Kopflausproblem eigentlich ein recht harmloses und einfach zu handhabendes zu sein. In der Praxis ist es das allerdings leider meistens überhaupt nicht: So wird das Kopflausmittel oft nicht mit der notwendigen Sorgfalt entsprechend der Anweisung in das Haar einmassiert, was vor allem bei langen Haaren auch zugegebenermaßen nicht einfach ist - doch führt eine unkorrekt durchgeführte Behandlung eben auch nicht zu einer Lausfreiheit. Und außerdem kann selbst eine erfolgreiche Behandlung mit einem Kopflausmittel nicht einen neuen baldigen Lausbefall verhindern. Das bedeutet, wenn ein frisch behandeltes Kind schon bald mit einem kopflausbefallenen Kind in entsprechenden Kontakt kommt, kann es sofort zu einem erneuten Lausbefall kommen.

Werden also Kopfläuse bei einem Kind einer Gemeinschaftseinrichtung gefunden, so müssten alle Kinder dieser Einrichtung zeitnah untersucht und alle befallenen Kinder erkannt und behandelt werden, um das Kopflausproblem zumindest für eine längere Zeit zu lösen. Aber viele Eltern trauen sich nicht, der Gemeinschaftseinrichtung einen Kopflausbefall zu melden, obwohl sie es müssten, aus Angst, sie würden als unhygienisch oder asozial bezeichnet werden - was natürlich unsinnig ist, da Kopfläuse nicht vorher nachschauen, auf wessen Kopf sie krabbeln - denen ist der soziale Status ihrer Nahrungslieferanten völlig egal, Hauptsache, sie kommen an Blut. Und viele Eltern machen sich nicht die Mühe, ihre Kinder mit der nötigen Sorgfalt zu untersuchen, selbst wenn sie erfahren, dass im direkten Umfeld ihrer Kinder Kopfläuse aufgetreten sind.

Das ganze Kopflausproblem wäre also nur zu lösen, wenn bei bekannt gewordenem Lausbefall möglichst schnell eine Untersuchung eines jeden Kindes in der Gemeinschaftseinrichtung durchgeführt werden würde. Diese im Prinzip einfache und hocheffiziente Maßnahme, die auch von ehrenamtlichen Eltern durchgeführt werden könnte, wird jedoch aus mir nicht verständlichen Gründen leider nur in ganz wenigen Einrichtungen durchgeführt. Ich empfehle deshalb des öfteren vor allem den Eltern, die durch den wiederholten Lausbefall ihrer Kinder besonders genervt sind, dieses Thema und die von mir empfohlene Maßnahme beim nächsten Elternabend zur Sprache zu bringen. Und zwar mit dem Ziel, eine entsprechende, vom Träger der Einrichtung und der Mehrheit der Eltern getragene Entscheidung zu Gunsten einer solchen Untersuchung innerhalb der Kindergruppe zu treffen.

Kopfläuse beschäftigen mich in der Sprechstunde eigentlich das ganze Jahr über, ich bemerke jedoch eine Häufigkeitszunahme im Herbst, was möglicherweise mit den Sommerferien zu tun hat, aus denen manche Kinder Kopfläuse wohl quasi als Mitbringsel nach Hause tragen.

Es ist sinnvoll, bei einem Kopflausbefall Kopfbedeckungen, Wäsche-Oberteile und das Kopfkissen sowie die Kuscheltiere zu waschen beziehungsweise bei Raumtemperatur drei Tage lang in einen verschlossenen Plastiksack zu stecken oder alternativ für 1-2 Tage in die Gefriertruhe bei -15 °C. Kopfläuse überleben zwar das normale

Haare Waschen und selbst einen Tag im Schwimmbad problemlos, eine 60 °C Wäsche in der Waschmaschine jedoch nicht und sie verhungern, wenn sie drei Tage lang keine Blutnahrung bekommen haben.

Es wird zwar gelegentlich empfohlen, sicherheitshalber sämtliche Familienmitglieder automatisch mit zu behandeln, ich persönlich halte dies aber dann nicht für erforderlich, wenn bei ihnen (und das ist die Bedingung!) durch sorgfältige und täglich wiederholte Untersuchungen Nissen- und Lausfreiheit festgestellt werden kann.

Die „übrig gebliebenen" Kinderkrankheiten

Aufgrund der durchgeführten Schutzimpfungen gibt es nicht mehr viele von den klassischen Kinderkrankheiten, die von mir noch regelmäßig in der Sprechstunde gesehen werden. Zu ihnen gehören: der ***Scharlach,*** die ***Ringelröteln,*** die ***Hand-Fuß-Mund-Krankheit*** und das ***Dreitagefieber.***

Scharlach

Da es verschiedene Scharlacherreger gibt, kann ein Kind den ***Scharlach*** mehrmals bekommen. Er geht typischerweise einher mit einer Angina, die Halsschmerzen verursacht, mit Bauchschmerzen, oft auch mit Erbrechen, meist mit Fieber und einer Verschlechterung des Allgemeinzustandes. Der typische Scharlachausschlag tritt oft erst etwas später auf: er ist rötlich und kleinfleckig und beginnt in der Leistenregion, um sich dann über den ganzen Körper auszubreiten. Beim darüber Streichen fühlt er sich typischerweise am Bauch ganz leicht pickelig an. Ebenfalls typisch ist das weißliche Munddreieck und die „Himbeerzunge".

Da die Scharlacherkrankung, wenn sie nicht behandelt wird, bleibende Folgen an den Herzklappen sowie an den Nieren hinterlassen kann, ist eine ausreichend lange Antibiotikatherapie unumgänglich. Der Scharlach ist eine Tröpfcheninfektion und sehr ansteckend, weshalb ein Kind mit Scharlach unbehandelt nicht in den Kindergarten gehen darf. Dies ist frühestens zwei Tage nach Beginn der antibiotischen Therapie wieder möglich, da dann keine Ansteckungsfähigkeit mehr besteht, aber auch nur, wenn der Allgemeinzustand des Kindes es zulässt.

Ringelröteln

Die *Ringelröteln* haben außer der Namensverwandtschaft mit den Röteln sonst nichts zu tun. Es handelt sich um eine Virusinfektion mit einem ganz typischen Gesichtsausschlag, den man auch den Schmetterlingsausschlag nennt, weil dabei die Bäckchen knallrot sind und das Munddreieck weiß bleibt. Dazu kommen noch rote Flecken an den Armen und Beinen, die oft girlandenförmige Muster bilden. Der Allgemeinzustand des Kindes ist dabei in der Regel völlig unbeeinträchtigt.

Das Besondere an dieser Erkrankung ist die Tatsache, dass die Ringelrötelnviren schon vor dem Ausschlag über Speicheltröpfchen weiterverbreitet werden und dass mit dem Erscheinen des Ausschlages die

Ansteckungsfähigkeit verschwindet. Deshalb dürfen Kinder mit einem Ringelrötelnausschlag auch in den Kindergarten gehen.

Ringelröteln sind eine an sich völlig harmlose Kinderkrankheit, mit einer Ausnahme: schwangere Frauen vor der 20. Schwangerschaftswoche, die keine Antikörper gegen sie haben, müssen sich vor ihr in Acht nehmen. Es kann durch eine Infektion zu einer Schädigung der Leibesfrucht kommen, weshalb die Frage des Immunschutzes geklärt werden und gegebenenfalls eine spezielle Überwachung durch den Frauenarzt erfolgen muss. Zur Beruhigung sei gesagt: die meisten Erwachsenen haben als Kind die Ringelröteln durchgemacht und deshalb Antikörper entwickelt, die sie vor einer erneuten Ringelrötelnerkrankung schützen.

Hand-Fuß-Mund-Krankheit

Bei der ***Hand-Fuß-Mund-Krankheit*** handelt es sich um eine Virusinfektion, die regelhaft zunächst mit Fieber beginnt und dann zu Veränderungen der Mundschleimhaut und der Lippen führt wie bei einer Mundfäule - mit entsprechender schmerzhafter Beeinträchtigung der Flüssigkeits- und Nahrungsaufnahme. Dazu gesellen sich kleine weißliche Bläschen, die von einem roten Hof umgeben sind und ausschließlich an den Handinnenflächen und Fußsohlen vorkommen. Sie bereiten allerdings typischerweise keinerlei Schmerzen. Eine Behandlung der Hand-Fuß-Mund-Krankheit ist nur rein symptomatisch möglich, d. h. durch die Gabe von z. B. Schmerzmitteln mit dem Ziel, dass ausreichend Flüssigkeit aufgenommen wird, um ein Austrocknen zu verhindern.

Dreitagefieber

Das ***Dreitagefieber*** ist für uns Kinderärzte eine echte Herausforderung, da die Diagnose erst am vierten Tag gestellt werden kann. Diese Krankheit besteht nämlich aus drei Tagen Fieber – und sonst nichts. Allerdings ist dieses Fieber ziemlich hoch – das heißt meist zwischen 39 °C und 42 °C und es ist kaum durch Fiebermittel zu senken. Dabei wirken die Kinder erstaunlich wenig krank, oft essen sie noch ganz ordentlich und trinken gut, was insbesondere bei Fieber sehr wichtig ist. Und am vierten Tag ist das Fieber so plötzlich, wie es gekommen ist, wieder weg und es wird ein feinfleckiger, rötlicher Ausschlag sichtbar, der im Bauchbereich beginnt. Deshalb heißt das Dreitagefieber in der Medizinersprache Exanthema subitum, übersetzt: der plötzliche Ausschlag. Auch diese Kinderkrankheit ist im Prinzip harmlos. Sie verursacht aber durch dieses hohe, kaum senkbare Fieber große Ängste bei den Eltern und sie ist manchmal am Auftreten eines typischen Notfalles mit Schuld: nämlich beim Fieberkrampf.

Die typischen Kleinkinder-Notfälle

Zu ihnen gehören der ***Pseudokrupp bzw. Kruppanfall,*** der ***Fieberkrampf*** und die ***Chassaignac-Verletzung am Ellbogen.***

Kruppanfall

Der *Krupp-Anfall* ist gekennzeichnet durch das plötzliche Auftreten eines bellenden Hustens, verbunden mit gleichzeitigen Ziehgeräuschen beim Einatmen und Heiserkeit. Kruppanfälle treten zwar das ganze Jahr über auf, häufiger aber in den Übergangszeiten Frühling und Herbst, besonders gern bei Wetterwechsel.

Meistens tritt dieser Anfall am späten Abend zwischen 22 und 1 Uhr auf und zwar aus heiterem Himmel, aus dem Schlaf heraus und ohne dass die Eltern vorher vorgewarnt worden wären. Ausgelöst wird dieser Zustand meist durch eine Virusinfektion mit der Folge einer akuten Schwellung der Schleimhaut im Bereich des Kehlkopfes, der Stimmlippen und der oberen Luftröhre.

Die betroffenen Kinder haben Angst zu ersticken, deshalb ist es die zunächst wichtigste Aufgabe der Eltern, das Kind auf den Arm zu nehmen, zu beruhigen und ihm so zu vermitteln, dass alles gut wird.

Die nächste Aufgabe besteht darin, für eine Abschwellung der Schleimhäute zu sorgen und das passiert am besten und schnellsten mit der Nachtluft. Durch das ***Einatmen von feuchter, kalter Luft*** kommt es rasch zu einer Schleimhautabschwellung und damit zu einer Linderung der Atemnot und Senkung des Hustenreizes. Dazu muss das Kind lediglich in der Bettdecke gut eingepackt am besten auf den Balkon oder die Terrasse oder vor die Haustüre getragen werden. Nach wenigen Minuten wird in der Regel eine Besserung eintreten, so dass das Kind anschließend ins Elternbett mitgenommen werden kann, wobei für den Rest der Nacht das Schlafzimmerfenster offen bleiben sollte. Auch ist es im Sinne der Schleimhautabschwellung sehr hilfreich, dem Kind (eis-)kaltes Wasser anzubieten, was es in kleinen Schlucken trinken soll.

Wichtigste Maßnahmen beim Pseudokrupp-Anfall: Ruhe bewahren, Kind auf den Arm nehmen und sofort nach draußen an die Frischluft gehen.

Kinder, die einmal einen Kruppanfall hatten, haben ein größeres Risiko für weitere Kruppanfälle. Deshalb werden ihnen Cortison enthaltende Kruppzäpfchen oder Säfte rezeptiert, die nach spätestens 30 min. zu einer deutlichen und anhaltenden Schleimhautabschwellung führen.

Eltern, die zum ersten Mal einen Kruppanfall bei ihrem Kind erleben und nicht wissen, was das ist, erschrecken meist zutiefst und rufen den Notarzt aus Angst, dass ihr Kind erstickt, wobei sie dadurch die Angst des Kindes und damit die Atemnot noch verstärken. Nach meiner Erfahrung ist jedoch der Notarztbesuch dann nicht erforderlich, wenn die Eltern auf einen Kruppanfall vorbereitet sind und die zwei Regeln beachten:

1. Beruhigung und
2. Frischluft.

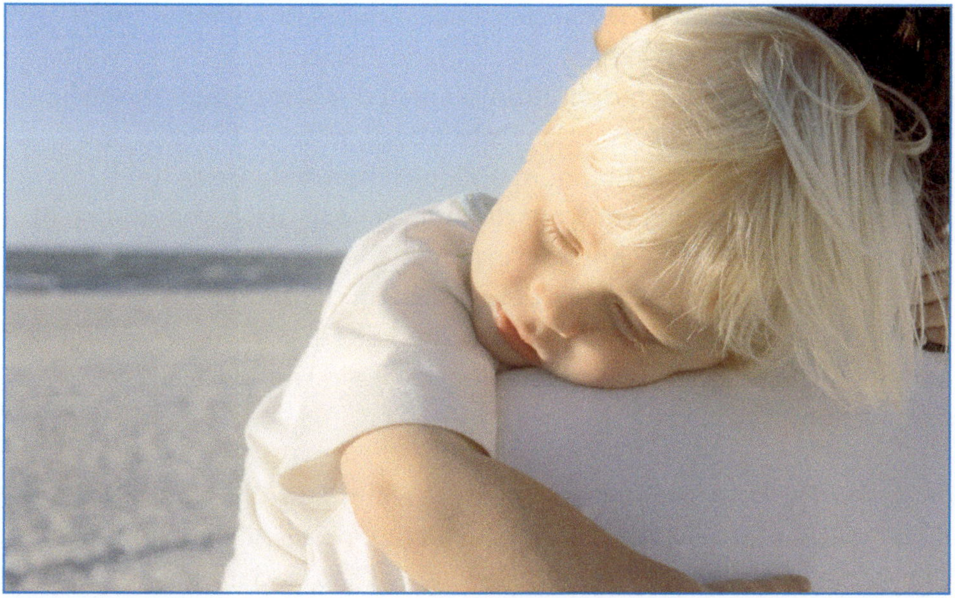

Fieberkrampf

Der ***Fieberkrampf*** ist ein Notfall, vor dem allgemein eine große Angst besteht und wegen der, wie ich finde zu Unrecht, eine unnötig große Menge an Fiebermitteln verabreicht wird. 3-5 % aller Kinder neigen zum Fieberkrampf. Und das Kind, welches schon mal einen hatte, hat ein höheres Risiko, wieder einen zu bekommen. Ebenfalls erhöht ist das Risiko bei Geschwisterkindern und wenn die Eltern selbst Fieberkrämpfe hatten.

Wie der Name schon sagt, handelt es sich dabei um einen Krampfanfall bei Fieber. Man erkennt aber diesen Fieberzustand erst, wenn man während oder nach dem Krampfanfall die Temperatur misst. So tritt er meist dann auf, wenn das Fieber beginnt beziehungsweise schnell ansteigt. Er gleicht einem epileptischen Anfall, das heißt das Kind hält plötzlich inne, verdreht die Augen nach oben, reagiert nicht auf Ansprache, und beginnt mit Armen und Beinen zu zucken beziehungsweise zu krampfen. Dies dauert zwar in der Regel nur wenige Minuten, was aber den total verängstigten Eltern oft wie eine Ewigkeit anmutet, und sie natürlich völlig zurecht sobald wie möglich den Notarzt anfordern lässt.

In diesem Zustand besteht Verletzungsgefahr, wenn das krampfende Kind, welches ja nicht bei Bewusstsein ist, zum Beispiel auf einem Stuhl sitzt und von diesem zu Boden fallen kann. Dies ist das einzige, was die

Begleitpersonen in einem solchen Fall tun können: Aufpassen, dass sich das krampfende Kind nicht verletzt beziehungsweise sich an Erbrochenem verschluckt.

Da die Atmung während des Krampfsanfalls oft sehr oberflächlich ist, erscheinen zwar manchmal die Lippen bläulich, Erstickungsgefahr besteht aber normalerweise nicht.

Bei Eintreffen des Notarztes ist der Krampfanfall meist schon wieder vorbei, das Kind zwar ansprechbar, aber müde und benommen. Die ersten Maßnahmen bestehen meist in der Gabe eines Fieberzäpfchens und bei weiterhin bestehender Krampfbereitschaft in der Gabe eines Antikrampf-Mittels, welches den Eltern dann auch für den Wiederholungsfall rezeptiert wird. Unter Notarztbegleitung wird das Kind nach einem ersten Krampfanfall immer in eine Kinderklinik gebracht, wo eine gründliche Untersuchung erfolgen und die Frage geklärt wird ob es sich wirklich um einen Fieberkrampf oder um einen Krampfanfall aufgrund einer anderen Ursache handelte.

Bei einem ersten Krampfanfall immer Notarzt rufen: Tel. 112

Auch wenn er dramatisch aussieht: der Fieberkrampf ist im Gegensatz zur Epilepsie harmlos und hinterlässt keine ernsthaften Folgen. Zwar wird den Eltern von vielen Kollegen aufgetragen, zukünftig darauf zu achten, dass das Kind nicht über 38,5 °C fiebert. Dieser Auftrag löst oft unnötige Schuldgefühle aus, weil, wie ich anfangs schon erwähnt habe, der Fieberkrampf meist dann auftritt, wenn das Fieber entsteht, so dass die Eltern gar keine Chance haben ihn zu verhindern. Außerdem lässt sich nicht jedes Fieber mit Fiebermittel unter 38,5 °C drücken. Von mir bekommen die Eltern deshalb gesagt, dass sie stets mit einem erneuten Auftreten eines Fieberkampfes grundsätzlich rechnen müssen und nicht glauben sollen, dass sie das verhindern könnten. Fieberkrämpfe sind schlicht und einfach schicksalshaft.

Chassaignac-Verletzung

Die *Chassaignac-Verletzung* des Ellbogengelenks kommt nur in den ersten sechs bis sieben Lebensjahren vor. Sie ist gekennzeichnet durch eine plötzliche schmerzhafte Bewegungseinschränkung des Armes beziehungsweise des Ellbogengelenks. Ausgelöst wird sie durch einen plötzlichen Zug am Arm des Kindes, wie er etwa bei dem hinter sich Herziehen beim Schaufenster Gucken, beim Engele-Flieg-Spiel oder beim einfachen Herumbalgen passieren kann. Meist vermutet man wegen der Schonhaltung eine Verletzung im Handgelenksbereich.

Tatsächlich liegt aber ein teilweises Herausrutschen des Speichenköpfchens aus dem Bandhalteapparat des Ellbogengelenkes vor. Dies führt dazu, dass der Arm im Ellbogengelenk nicht mehr ohne heftige Schmerzen gebeugt werden kann. Je schneller diese Verletzung behandelt wird, desto besser, da mit zunehmender Einklemmungszeit die Therapie schwieriger wird – also unbedingt so bald wie möglich vorzugsweise einen Kinderarzt aufsuchen, da er mit dieser Verletzung am besten vertraut ist. Durch ein spezielles so genanntes Repositionsmanöver rutscht das Speichenköpfchen wieder in seine ursprüngliche Stellung zurück und von diesem Moment an kann das Ellbogengelenk wieder schmerzfrei bewegt werden. Zugegeben, dieses Manöver gehört zu meinen Lieblingstherapien, weil es in Sekundenschnelle ein wieder gesundes Kind und erstaunt-erfreute, dankbare Eltern zur Folge hat.

Wenn eine solche Verletzung bei einem Kind einmal aufgetreten ist, so muss man zukünftig bis zur Schulzeit darauf achten, heftigen Zug auf den Arm zu vermeiden, weil sonst die gleiche Verletzung wieder auftreten kann.

**Plötzliche Arm-Schonhaltung nach Zug am Arm:
baldmöglichst zum KINDERARZT oder in eine KINDERKLINIK**

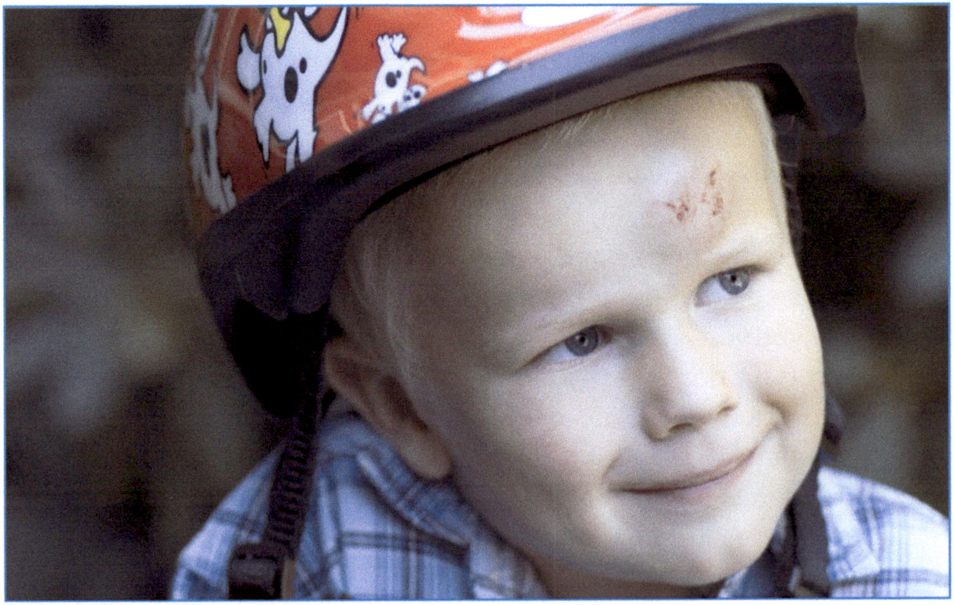

Die typischen Unfälle

Zu den typischen Unfällen im Kleinkind-Alter gehören die ***Schädelprellung, Kopfplatzwunde*** und ***Gehirnerschütterung,*** sowie ***Verbrennungen*** und ***Vergiftungsunfälle,*** meist durch Medikamente.

Schädelprellung, Kopfplatzwunde, Gehirnerschütterung

Den Kopf stoßen sich Kleinkinder oft an Tür- und Tischkanten sowie an Heizungen an. Im glimpflichen Fall ziehen sie sich dabei nur Schmerzen zu. Entsteht dabei eine ***Beule,*** so führt diese oft zu einer Verunsicherung der Eltern, vor allem wenn sie entsprechend groß ist. Beulen sind die Folge eines Blutaustritts aus durch die Prellung verletzten Blutgefäßen. Sie bilden sich normalerweise bald wieder komplett zurück, allerdings kann der Farbenwechsel von blau über grün zu gelb meist noch über einige Tage hin gut beobachtet werden. Beulen sind für sich allein betrachtet meist völlig harmlos und bedürfen keiner weiteren Behandlung, wenn sie nicht zusammen mit einer Platzwunde oder mit Zeichen einer Gehirnerschütterung auftreten. Bei sehr großen Beulen könnte aber auch eine knöcherne Verletzung vorliegen – deshalb sollten sie ärztlich untersucht und gegebenenfalls eine Ultraschalluntersuchung oder ein Röntgenbild gemacht werden.

Platzwunden sollten immer fachmännisch versorgt werden, um das Risiko von Wundinfektionen und Wundheilungsstörungen sowie von unschönen Narben so gering wie möglich zu halten. Platzwunden bedürfen stets einer sorgfältigen Reinigung und Desinfektion sowie eines sicheren und baldigen Wundverschlusses innerhalb von acht Stunden, welcher entweder mit einem Gewebekleber (vor allem bei kleineren Wunden) oder mittels Naht durchgeführt wird.

Eine ***Gehirnerschütterung*** kann praktisch bei jedem Schlag oder Sturz auf den Kopf passieren und es ist wichtig, sie zu erkennen. Die typischen Zeichen einer Gehirnerschütterung sind:

1. Bewusstlosigkeit über einen längeren Zeitraum direkt nach dem Schädeltrauma (also jedenfalls länger als die Schrecksekunde),

2. das Klagen über starkes Kopfweh,

3. Übelkeit und Erbrechen, das auch noch Stunden nach dem Unfall auftreten kann,

4. Verhaltensauffälligkeiten im Sinne von Verlangsamung bis hin zur Apathie, also Teilnahmslosigkeit.

Kinder mit einer Gehirnerschütterung müssen stationär überwacht werden, da rechtzeitig erkannt werden muss, ob nicht zusätzlich vielleicht auch eine Verletzung innerhalb des Schädels vorliegt, zum Beispiel ein Bluterguss im Gehirn. Wenn dieser rechtzeitig erkannt und behandelt wird, können in der Regel schlimmere Folgen verhindert werden.

Verbrennungen

Verbrennungen werden grob in drei Grade eingeteilt:

Verbrennungen ***ersten Grades*** gehen einher mit Rötungen, so wie beim Sonnenbrand. Sie heilen folgenlos ab.

Verbrennungen ***zweiten Grades*** führen zu einer schmerzhaften Blasenbildung, die normalerweise zwar ebenfalls folgenlos, das heißt narbenfrei, abheilt. Allerdings sollte die Wundversorgung wegen der bestehenden Infektionsgefahr durch einen Arzt erfolgen.

Drittgradige Verbrennungen bedeuten eine Zerstörung der Haut bis in die tiefsten Schichten. Diese Wunden heilen nur mühsam, sehr langsam und immer mit einer Narbenbildung ab. Bei größeren Wundflächen ist oft eine Hauttransplantation erforderlich.

In meiner Sprechstunde sehe ich Verbrennungen ersten Grades vor allem im Frühjahr und Frühsommer: es ist die Frühjahrssonne, die häufig gerade bei kleinen Kindern einen Sonnenbrand im Gesicht hervorruft, wenn keine Maßnahmen zum Sonnenschutz durchgeführt wurden, weil die Eltern einfach noch nicht an diese Notwendigkeit gedacht haben. Die Haut kleiner Kinder neigt grundsätzlich leicht zum Sonnenbrand, da sie dünn und empfindlich ist. Weil über die Winterszeit wegen der schwachen Sonne kein natürlicher Sonnenschutz, das heißt Einlagerung von braunem Pigment in die Haut, stattfindet, kommt es besonders dann leicht zu Sonnenbränden, wenn der Übergang von Winter zu Sommer sehr schnell stattfindet und deshalb die Haut entsprechend unvorbereitet ist.

Auf die Notwendigkeit von Sonnenschutzmaßnahmen wie Eincremen, Tragen eines Hutes mit einer breiten Krempe, möglichst Aufenthalt im Schatten und das Bedecken der gefährdeten Hautstellen mit Kleidung möchte ich an dieser Stelle ganz besonders auch deshalb hinweisen, weil bekannt ist, dass Sonnenbrände im Kindesalter das Hautkrebsrisiko im Erwachsenenalter erhöhen.

Verbrennungen ersten Grades (also Hautrötungen) können lokal mit entsprechenden Salben oder Gels behandelt werden.

Zweitgradige Verbrennungen kommen leider auch häufiger vor. Sie entstehen meist durch einen kurzen Kontakt mit sehr heißen Oberflächen, zum Beispiel einer Herdplatte, Backofentüre, Bügeleisen oder auch einem Motorradauspuff, beziehungsweise durch Verbrühungen mit heißen Flüssigkeiten. Besonders bei Verbrühungen muss darauf geachtet werden, dass mit heißer Flüssigkeit getränkte Kleidung so schnell wie möglich entfernt werden muss, um die Einwirkzeit der Hitze auf die Haut so gering wie möglich zu halten. Die betroffenen Hautstellen sollten grundsätzlich möglichst rasch gekühlt werden, und zwar mit lauwarmem Wasser für 15 min., anschließend möglichst steril abgedeckt und dann rasch einem Arzt vorgestellt werden. Bei großflächigen Verbrennungen muss stets ein Notarzt hinzugezogen werden, da dies einen lebensbedrohenden Zustand darstellt.

Verbrennungen sofort mit lauwarmem Wasser für 15 Minuten kühlen

Gott sei Dank sehe ich ***drittgradige Verbrennungen*** in meinem Praxisalltag eher selten. Sie entstehen besonders dann, wenn Hitze über längere Zeit auf die Haut einwirken kann (zum Beispiel wenn verbrühte oder verbrannte Kleidung nicht schnell genug ausgezogen wird). Auch hier ist nach entsprechender Kühlung wie vorhin erwähnt, insbesondere bei größeren Flächen, immer eine notärztliche Erstversorgung sowie eine stationäre Weiterbehandlung in einer Spezialabteilung erforderlich.

Vergiftungsunfälle

Leider auch nicht so selten sind *Vergiftungsunfälle* mit Medikamenten. Sie kommen öfters dann vor, wenn Kinder zum Beispiel bei den Großeltern zu Besuch sind. Insbesondere Kinder im zweiten und dritten Lebensjahr sind sehr neugierig, öffnen alle herumliegenden Schachteln und Dosen und halten bunte Tabletten für Bonbons oder Tropfenfläschchen für Limonade.

Die Eltern geraten oft zunächst in Panik, wenn sie entdecken, dass ihr Kind möglicherweise Medikamente verschluckt hat. Es ist in einem solchen Fall aber sehr wichtig, Ruhe zu bewahren, nicht unnötig Zeit zu verlieren und rasch beim ***Arzt*** oder in einer ***Vergiftungszentrale*** **(die Notfallnummern finden Sie auf S. 95)** anzurufen.

Bei diesem Anruf ist es sinnvoll, die Tablettenschachtel oder die Packungsbeilage zur Hand zu haben. Für die Beurteilung der Gefährlichkeit und für eine mögliche Therapie sollten Sie wissen:

- ***was das Kind geschluckt hat,***
- ***in welcher Menge***
- ***vor wie viel Minuten,***
- ***wie alt und wie schwer das Kind ist.***

Je nachdem, welche gefährliche Wirkungen das verschluckte Medikament für das Kind haben kann, werden entsprechende Maßnahmen erforderlich, zum Beispiel eine baldige Magenentleerung, Gabe von Gegenmitteln oder evtl. auch nur eine stationäre Überwachung über eine bestimmte Zeit.

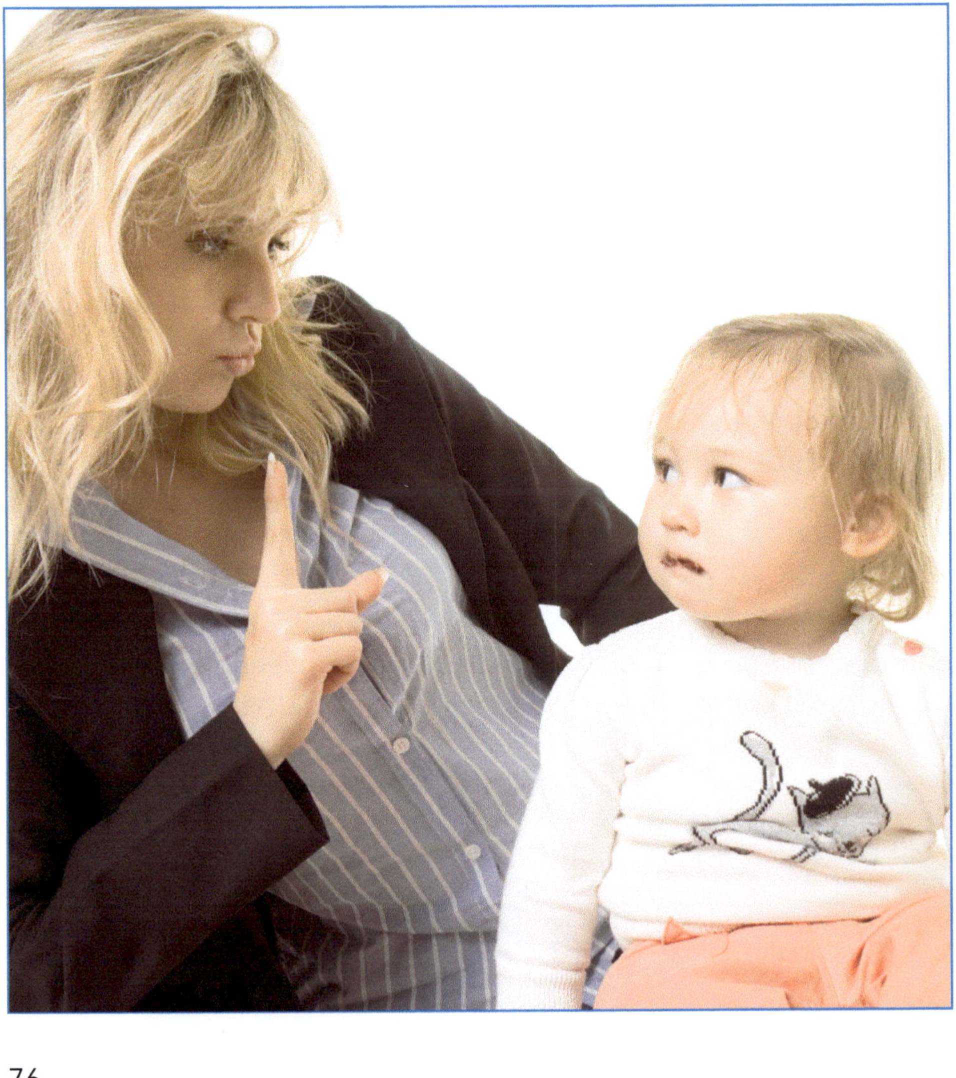

Erziehung

Über das Thema Erziehung gibt es eine Menge an Literatur und ein großes Angebot an entsprechenden Kursen. Trotzdem haben viele Eltern mit der Erziehung ihrer Kinder mehr oder weniger große Schwierigkeiten, über die sie mir in der Hoffnung auf Hilfe in der Sprechstunde berichten. Es gibt ein paar Problemfelder, in denen die häufigsten Fragen und Unsicherheiten bestehen, und über diese werde ich im folgenden berichten: Erstens allgemeine Erziehungsgrundsätze, zweitens die Schlaferziehung und drittens die Sauberkeitserziehung im besonderen.

Allgemeine Erziehungsgrundsätze

Bei den allgemeinen Erziehungsgrundsätzen geht es vor allem darum, wie zufrieden die Eltern mit dem Verhalten ihres Kindes sind beziehungsweise, was sie denn überhaupt von ihrem Kind verlangen dürfen und welche Methode sie anwenden sollen.

Hierzu zwei typische Beispiele: eine Mutter beklagt sich darüber, dass sich ihr Kind am Tisch sehr wählerisch verhält, das heißt, dass es nur ganz wenige Speisen essen würde. Auf meine Nachfrage, wie die

Mutter darauf reagiere antwortet sie: „Ich koche dann natürlich, was es möchte – schließlich muss es ja etwas essen, es ist doch so dünn."

Eine andere Mutter beklagt sich über das allmorgendliche sich wiederholende Theater, wenn ihr Kind sich anziehen soll, um in den Kindergarten zu gehen, was es eigentlich alleine kann. Dabei trödelt es jedoch so, dass sie schlussendlich dann doch selbst ihr Kind anzieht, um pünktlich in den Kindergarten zu kommen.

Was an diesen mir häufig vorgetragenen Beispielen offenbar wird, ist die Angst und Hilflosigkeit im Umgang mit einem Kind, das nichts anderes tut, als seine Grenzen auszuloten und wenn es keine findet, sich eben grenzenlos verhält. Außerdem geht jeder Mensch und insbesondere ein Kind, wann immer man es lässt, gerne den bequemsten Weg bzw. den Weg des geringsten Widerstands.

Einer der größten Fehler, die in der Erziehung gemacht werden, ist der, dass dem Kind von Seiten der Eltern im Falle eines bestimmten Verhaltens ***Konsequenzen*** angedroht werden, die dann doch nicht ausgeführt werden. Hierdurch verlieren die Eltern ihre Glaubwürdigkeit und brauchen sich dann natürlich auch nicht wundern, wenn ihr Kind nicht die gewünschte Reaktion zeigt. Was in diesem Fall also zunächst und hauptsächlich vonnöten ist, ist Konsequenz. Deshalb ist es wichtig, dass die Eltern wissen und sich darüber im Klaren sind, dass sie, wenn sie etwas ihrem Kind ankündigen, es dann auch wirklich durchführen können und müssen. Nur so wird das Kind zukünftig die Eltern auch ernst nehmen.

Im konkreten Beispiel mit dem Kind, was sich nicht anzieht, sieht also eine mögliche Lösung folgendermaßen aus: dem Kind wird zum Beispiel durch die Zuhilfenahme eines Küchenweckers gesagt, wenn dieser nach 10 oder 15 min. klingelt, habe es fertig angezogen zu sein, ansonsten wird in den Kindergarten gegangen genau so, wie das Kind sich bis dahin angezogen hat. Das heißt möglicherweise sogar ausschließlich in der Unterwäsche. Ich glaube, Sie können sich vorstellen, dass dieses Kind aufgrund der Peinlichkeit, die es im Kindergarten erwartet, am nächsten Tag und zukünftig pünktlich angezogen sein wird. Jetzt werden Sie sagen, aber wie geht das im Winter, das kann ich doch nicht machen... Ich sage Ihnen dagegen: oh doch, sehr wohl, die im schlimmsten Falle zu erwartende Erkältung ist es alle Mal wert, ihr Kind eine erzieherische Konsequenz spüren zu lassen, weil es so lernt und für die Zukunft weiß, dass die Eltern das auch tatsächlich machen werden, was sie ankündigen.

Wie sie mit ihrem zornenden Kind umgehen sollen, ist für viele Eltern auch eine echte Herausforderung. Mein Kommentar hierzu ist: wenn ein Kind lernt, dass es mit Zorn sein Ziel erreicht, wird es selbstverständlich mit dieser ja erfolgreichen Methode weiterhin sein Ziel zu erreichen suchen (das klassische Beispiel ist das zornende Kind an der Ladenkasse, das eine Süßigkeit haben will). Wenn sich die Eltern aber von Anfang an von zornigem Verhalten nicht beeindrucken und erpressen lassen, dann wird das Kind damit aufhören (je nach Charakter und Temperament früher oder später...). Ich empfehle auch in diesem Zusammenhang gerne das Einführen einer Familienrat-Sitzung zum Beispiel in aller Ruhe nach dem gemeinsamen Essen. Hierbei können anstehende Themen wie beispielsweise das Vorgehen bei Zornanfällen zur Sprache kommen. So kann in eindeutiger Weise angekündigt werden, dass ein zuhause zornendes Kind in sein Zimmer muss und sich solange dort aufhalten wird, bis es sich wieder beruhigt hat.

Ein ganz wichtiger Punkt ist auch das Vorbild der Eltern und anderer Bezugspersonen. ***Lernen durch Vorbild und konsequentes Handeln*** sind um ein Vielfaches wirkungsvoller als endlose Diskussionen und Predigten. Sie kosten die Eltern nur Nerven und sorgen für eine angespannte Familienatmosphäre. Schon Rudolf Dreikurs, ein bekannter Psychiater, Pädagoge und Psychologe, sagte dazu:
„Reden ist keine Erziehungsmethode".

A propos nervtötende (und überflüssige!) Diskussionen: Die Klage über „mein Kind will keine Hausschuhe anziehen" steht auf der Beliebtheitsskala ganz oben, denn die meisten Kinder ziehen ihre Hausschuhe ungern an bzw. ständig wieder aus. In diesem Fall ist es gut zu wissen, dass Hausschuhe nicht einmal besonders empfehlenswert sind, denn Haussocken mit Anti-Rutsch-Beschichtung sind als Alternative für die natürliche Abrollbewegung und das Training der Fußmuskulatur viel besser.

Schlaferziehung

Bei der Schlaferziehung haben wir es im Prinzip mit der gleichen Problematik zu tun: solange dem Kind nur gesagt wird, dass es die ganze Nacht in seinem Bett verbringen soll, gleichzeitig aber zugelassen wird, dass es nachts doch ins Elternbett kommt, ist nicht zu erwarten, dass sich irgendetwas ändern wird. In einem solchen Fall frage ich die Eltern gerne, was sie wohl machen würden, wenn sie jetzt mehrere Kinder hätten und alle in der Nacht zu ihnen ins Bett kommen wollten. Die Antwort kommt immer prompt: „Ja dann ginge das ja nicht ... (!)". Und somit wären wir wieder beim konsequenten Handeln.

Sauberkeitserziehung

Die Sauberkeitserziehung ist DAS Thema des dritten und vierten Lebensjahres. Nach meiner Erfahrung ist es am besten, auf jeglichen Druck und jegliche Erwartungshaltung zu verzichten. Es reicht, in dieser Zeit das nötige Equipment bereit zu halten, das heißt ein Töpfchen oder einen speziellen Kindertoilettensitz und auch mit dem Kind Bilderbücher über dieses Thema anzugucken. Und dann einfach warten und darauf vertrauen, dass das Kind ganz von alleine damit anfangen wird. Von ganz großer Bedeutung sind vor allem andere Kinder, die schon aufs Töpfchen gehen und so als Beispiel dienen.

Denn das Nachmachen ist ein beliebtes kindliches Verhalten insbesondere dann, wenn die Mutter sich sehr lobend über diese schon so großen Kinder äußert und mit ihnen darüber spricht, wie toll sie es findet und wie praktisch, dass sie schon auf das Töpfchen oder die Toilette gehen und keine Windel mehr brauchen.

Tagsüber trocken werden geht meistens ganz schnell – von heute auf morgen, wenn ein Kind es will. Es ist aber völlig normal, dass für den Stuhlgang von den meisten Kindern noch eine ganze Zeit lang darüber hinaus, sogar bis zu mehreren Monaten, eine Windel verlangt wird und sie das Geschäft dann irgendwo in einer Ecke erledigen. Es geht dabei um die Themen loslassen können/wollen beziehungsweise Macht/Kontrolle. Auch hier empfehle ich dringend, keinen Druck auszuüben, sondern am besten wieder mit dem Vormach-Beispiel eines anderen Kindes zu arbeiten. In dieser Zeit der bewussten Stuhlgang-Kontrolle ist die Gefahr von Verstopfungsproblemen recht groß. Verstopfung kann dann entstehen, wenn das Kind den Stuhl zurückhält, er dadurch hart wird und beim Stuhlgang schmerzt. Dieser Schmerz führt dazu, dass aus Angst vor ihm beim nächsten kommenden Stuhl dieser wieder zurückgehalten wird, wodurch der ***Teufelskreis*** aufrecht erhalten wird.

Ist es jedoch zu einem Verstopfungs-Kreislauf gekommen, so darf dies keinesfalls unterschätzt werden! Es bedarf viel Geduld sowie der dauerhaften und konsequenten Gabe von (rezeptierbaren) Stuhl-Weich-

machern wie Laktulose oder Macrogol über Wochen, meist Monate, damit das Kind die Angst vor schmerzhaftem Stuhlgang verliert. In der Regel ist anfangs, um den Stuhlgang überhaupt zu ermöglichen, auch die Gabe von Abführ-Zäpfchen oder -Klistieren nötig.

Nächtliches Einnässen

Es besteht bei den meisten Eltern Unsicherheit darüber, wann denn ein Kind nachts trocken sein müsse. Meine Antwort lautet: bis zum sechsten Lebensjahr ist das nächtliche Einnässen noch normal. Ein Problem ist oft die Schlaftiefe, die einem Kind es unmöglich macht, wegen einer vollen Blase aufzuwachen – sie verändert sich aber mit zunehmendem Alter. Von nicht zu unterschätzender Bedeutung ist auch die familiäre Vorgeschichte, das heißt, wenn die Eltern selbst spät trocken geworden sind, werden es ihre Kinder eher auch.

Fernsehen

Interessanterweise werde ich selten von den Eltern direkt auf dieses Thema angesprochen, ich vermute eher aus schlechtem Gewissen. Denn was ich zu sagen habe, entspricht nicht der eigentlich gewünschten Antwort:

Bildschirme (Fernseher, Smartphone, PC, Tablet, Spielekonsolen) können für Kinder unter 3 Jahren schädlich sein!

Fachleute raten davon ab, Kinder im Alter von weniger als drei Jahren überhaupt fernsehen zu lassen. Bei unter Dreijährigen kann Fernsehen bleibende Schäden verursachen. Ab dem vierten Lebensjahr können Kinder behutsam an das Fernsehen herangeführt werden.

Dabei ist es sinnvoll, mit ihnen altersgerechte Kindersendungen mit langsamen Bildabfolgen auszusuchen, die sie verstehen können. Vereinbaren Sie mit Ihrem Kind klare Regeln, welche Medien und Medieninhalte wann und wie lange genutzt werden dürfen.

Bezüglich der Sehzeiten gilt: bis zu einem Alter von drei Jahren haben Kinder - wie gesagt - nichts vor dem Fernseher verloren - auch dann, wenn es in der Familie ältere Geschwisterkinder gibt. 3-5 jährige Kinder sollten nicht länger als 30 Minuten pro Tag fernsehen, am besten zusammen mit einem Erwachsenen.

Dies gilt natürlich auch für die modernen Medien wie Computer, Spielekonsolen, Smartphones und Tablets.

Einschulung

Für manche Eltern ist die Entscheidung, ob ihr Kind eingeschult werden soll oder nicht oft eine sehr schwierige. Die eigentliche Einschulungsuntersuchung findet durch das Gesundheitsamt und durch die Schulen statt, wodurch objektiv festgestellt werden soll, ob die Voraussetzungen für den Schulbesuch grundsätzlich vorliegen. Die Beobachtung und Beurteilung des Verhaltens des Kindes in der Kindergartengruppe spielt natürlich auch eine wichtige Rolle. Es gilt aber darüber hinaus zu berücksichtigen, ob für das Kind auf der einen Seite ein Schulbesuch eine Überforderung und auf der anderen Seite aber ein weiteres Jahr Kindergarten eine Unterforderung bedeuten würde. Auch was denn die Freundinnen und Freunde des Kindes machen kann von großer Bedeutung sein.

In diesem Zusammenhang ist eine weitere häufige Frage der Eltern, wie sie ihr Kind optimal auf die Schule vorbereiten können. Die hierfür wichtigsten erforderlichen Kompetenzen im Bereich der Wahrnehmung und Motorik können Sie am besten fördern, indem Sie Ihr Kind in alltägliche Tätigkeiten mit einbeziehen. Hierzu gehören vor allem das

- alleine Anziehen,
- den Tisch decken,
- Abwaschen/Abtrocknen,

- Gemüse schälen und schneiden,
- Socken und Unterwäsche sortieren und zusammenlegen,
- im Supermarkt einkaufen,
- telefonieren bzw. ein Telefonat annehmen.

Eine mögliche, praktische Anleitung dazu ist zum Beispiel das Kompetenztraining „FamilienErgo“ von dem Kinderarztkollegen Dr. Rupert Dernick, welches auf Erkenntnissen der Gehirnforschung beruht und pädagogische Erfolgsmethoden für Sie zu Hause im Alltag ohne extra Aufwand nutzbar macht.

Zu Guter Letzt

Nun sind wir am Schluss angekommen. Ich wünsche mir sehr und hoffe, dass ich Ihnen mit meiner jahrelangen Erfahrung aus meiner Sprechstunde die häufigsten der immer wieder auftauchenden Fragen in ausreichender und verständlicher Weise beantworten konnte.

Natürlich kann dieser Ratgeber die notwendigen Besuche beim Kinderarzt nicht ersetzen, doch es kann dabei helfen, neuen und deshalb oft bedrohlich erscheinenden Situationen mit etwas mehr Sicherheit und Gelassenheit zu begegnen. Und das spart nicht nur Ihre Nerven, sondern kommt vor allem auch Ihrem Kind zugute. Und so möchte ich schließen mit meiner persönlichen Überzeugung:
Gerade beim Umgang mit Kindern gilt: „Wissen beruhigt" und „In der Ruhe liegt die Kraft".

Ihr

Weitere Informationen finden Sie auf meiner Webseite
www.kinderarztvombodensee.de

Viele weitere nützliche Tipps und interessante Informationen aus der Kinderarzt-Praxis finden Sie in meinen kostenlosen Info-Videos auf meinem Youtube-Kanal **Christof Metzler.**

!

Wichtiges in Kürze

Häufige Infekte: 10-12 Infekte der oberen Luftwege (Schnupfen/-Husten) pro Jahr sind bei einem Kleinkind in der Kindergartenzeit nicht ungewöhnlich.

Fieber: Kleinkinder fiebern deutlich häufiger und höher als große Kinder und Erwachsene. Das Fieber steigt dabei häufig über 40 °C. Gefährlich ist Fieber für sich alleine aber erst ab 42 °C. Eine Fiebersenkung ist meines Erachtens nur dann sinnvoll, wenn sie zur Besserung eines schlechten Zustandes beiträgt (z. B. bei Schmerzen, Ruhelosigkeit, unzureichender Flüssigkeitsaufnahme). Geeignete Maßnahmen sind Fiebermittel (Ibuprofen oder Paracetamol als Zäpfchen oder Saft) oder Wadenwickel (nur bei heißen Beinen!). Im Schwitzstadium leicht anziehen, um Hitzeabgabe zu ermöglichen.

Husten: Es gibt verschiedene Hustenarten: trocken, produktiv oder bellend sowie den Husten bei einer spastischen Bronchitis. Entsprechende Vielfalt von Hustenmitteln, die Hustensymptomatik lindern helfen sollen.

Ohrschmerzen: Meist plötzlich auftretend und sehr quälend. Wichtigste erste Maßnahme ist Schmerzbekämpfung mit Schmerzmittel (Ibuprofen oder Paracetamol). Es gibt viele mögliche Ursachen, die oft erst durch Untersuchung und Beschwerdeverlauf erkennbar werden.

Polypen: Häufig vergrößert und deshalb Grund für anhaltende bzw. wiederkehrende Probleme (Beeinträchtigung der Nasenatmung sowie der Belüftung und des Druckausgleichs des Mittelohres). Die operative Polypenentfernung (Adenotomie) ist die häufigste Operation im Kindesalter und in der Mehrzahl der Fälle mit positiver Wirkung.

Mandeln: Nur bei häufigen Mandelentzündungen sowie bei mechanischer Behinderung des Schluckens oder der Atmung wird Entfernung (Tonsillektomie) oder evtl. Teilentfernung (Tonsillotomie) empfohlen.

Bindehautentzündung: Ärztliche Untersuchung wegen Frage der Ansteckungs- und Behandlungsweise erforderlich.

Magen-Darm-Infekte: Beginn meist mit Erbrechen und Bauchschmerzen, dann Durchfall. Anfangs (aber erst nach der Brechphase) vorsichtiges, schluckweises Trinken von Tee oder Wasser, dann vorsichtiges Steigern. Essen erst, wenn Trinken vertragen wird.

Bauchschmerzen: Nützlich ist das Führen eines Beschwerdetagebuches bei immer wiederkehrendem Bauchweh. Häufige Ursachen: Nahrungsmittelunverträglichkeiten [v.a. Milch (Laktose) oder Obst, Apfelsaft bzw. alle Fruchtsäfte (Fructose)] oder Verstopfung.

Hautausschläge: Ursachen sind vielfältig: häufig sind sie die Folge von äußeren Reizen (z. B. Schweiß, Chlorwasser usw.), von Nahrungsmitteln (z. B. Vitamin-C-haltige Fruchtsäfte) oder von Virusinfekten. Hautpflegemittel möglichst sparsam einsetzen: nur bei Juckreiz oder sehr trockener, rissiger Haut. Wichtig ist die Beobachtung, welche Bedingungen den Hautzustand bessern (z. B. Sonnenlicht, Salzwasser).

Warzen (vulgäre Finger-/Hand-/Fußwarzen, Stechwarzen, Dellwarzen) sind eine häufige Hautinfektionskrankheit. Eine Therapie ist eigentlich nur nötig bei Beschwerden, sie ist aber meist langwierig. Warzen verschwinden eines Tages in der Regel auch von alleine (wenn das Immunsystem die entsprechenden Antikörper gebildet hat).

Kopfläuse: Kopflausbefall ist erkennbar an den fest an den Haaren klebenden Nissen (Eier) und/oder an auf der Kopfhaut krabbelnden Läusen. Korrekte Anwendung der Antikopflaus-Mittel inkl. Wiederholung 8-10 Tage später ist unbedingt erforderlich, damit keine Ansteckungsfähigkeit mehr besteht und die Wiederzulassung in KiGa oder KiTa möglich ist.

Die „übrig gebliebenen" Kinderkrankheiten: Zu ihnen zählen der ***Scharlach*** (ihn kann man mehrmals bekommen!), sowie die ***Ringelröteln,*** die ***Hand-Fuß-Mund-Krankheit*** und das ***Drei-Tage-Fieber*** (diese bekommt man normalerweise nur einmal).

Die typischen Kleinkinder-Notfälle: Dazu gehören der ***Krupp-Anfall*** mit dem plötzlichen, bellenden Husten, der sich durch Frischluft bessern lässt (und Kind beruhigen!), der ***Fieberkrampf,*** der meist beim akut beginnenden, schnell ansteigenden Fieber auftritt **(Notarzt rufen!)** und die ***Chassaignac-Verletzung*** am Ellbogen, bei der durch ruckartigen Zug am Arm das Speichenköpfchen aus dem Ellbogen-Gelenk-Bandapparat rutscht (möglichst schnell beim Kinderarzt einrenken lassen!).

Die typischen Unfälle sind die ***Schädelprellung,*** die ***Kopfplatzwunde*** und die ***Gehirnerschütterung*** (sie erfordert eine stationäre Beobachtung – typische Zeichen: 1. Bewusstlosigkeit, 2. starkes Kopfweh, 3. Übelkeit/Erbrechen, 4. Apathie) sowie Verbrennungen, die sofort mit lauwarmem Wasser für 15 min. gekühlt werden sollten (verbrühte/verbrannte Kleidung sofort entfernen!). ***Vergiftungen*** kommen hauptsächlich durch das Verschlucken von Medikamenten vor. **Sofort Arzt oder Vergiftungszentrale anrufen! (Wichtige Informationen: Was und wie viel wurde geschluckt? Vor wie viel Minuten? Wie alt / wie schwer ist das Kind?).**

Erziehung: Größtes Problem für Eltern ist ihr Umgang mit Konsequenz und damit direkt verbunden auch ihre Glaubwürdigkeit sowie das Bewusstsein für ihre wichtige Funktion als Vorbild.
Kein Druck und kein Drängen bei der Sauberkeitserziehung.
Nächtliches Einnässen bis zum 6. Lebensjahr normal.

Fernsehen unter 3 Jahren gar nicht (!), von 3-5 Jahren kleinkindgerechte Sendungen, max. 30 min./Tag, am besten zusammen mit Eltern(teil).

Einschulung: Alle Aspekte berücksichtigen (u.a. Verhalten in Gruppe, „Sitzfleisch“, was machen die Freunde?)! Abwägen: evtl. Überforderung durch Schule oder eher (gravierender) Unterforderung im Kindergarten? Ein gutes Training bzw. Vorbereitung auf die Schule ist möglich z. B. durch das Kompetenztraining „FamilienErgo“ des Kinderarztes Dr. R. Dernick, Infos hierzu unter www.familienergo.de

Notfall

Empfohlene Notfall-Hausapotheke (Grundausrüstung):

1. Fieber-/Schmerzmittel als Saft oder Zäpfchen (Ibuprofen oder Paracetamol, gewichtsabhängig dosiert)
2. abschwellende Nasentropfen oder Nasenspray
3. Wund-Desinfektionsmittel (z. B. Octenidin-Lösung oder PVP-Jodsalbe) zur Akut-Behandlung bei offenen Verletzungen (Schürfungen, Schnittverletzungen)
4. Pflaster, sterile Kompressen, Mullbinden und elastische Binde

Notruf (auch Kinder-Notarzt): Telefon **112**

Kostenfreie Hotline zur Abfrage der diensthabenden Notdienstapotheken: Telefon 0800/0022833

Giftnotrufzentralen:

Berlin:	Telefon 030 - 19 240
Bonn:	Telefon 02 28 - 19 240
Erfurt:	Telefon 03 61 - 73 07 30
Freiburg:	Telefon 07 61 - 19 240
Göttingen:	Telefon 05 51 - 19 240
Homburg/Saar:	Telefon 0 68 41 - 19 240
Mainz:	Telefon 0 61 31 - 19 240
München:	Telefon 089 - 19 240

Infos zu Impfungen/aktueller Impfplan: www.rki.de